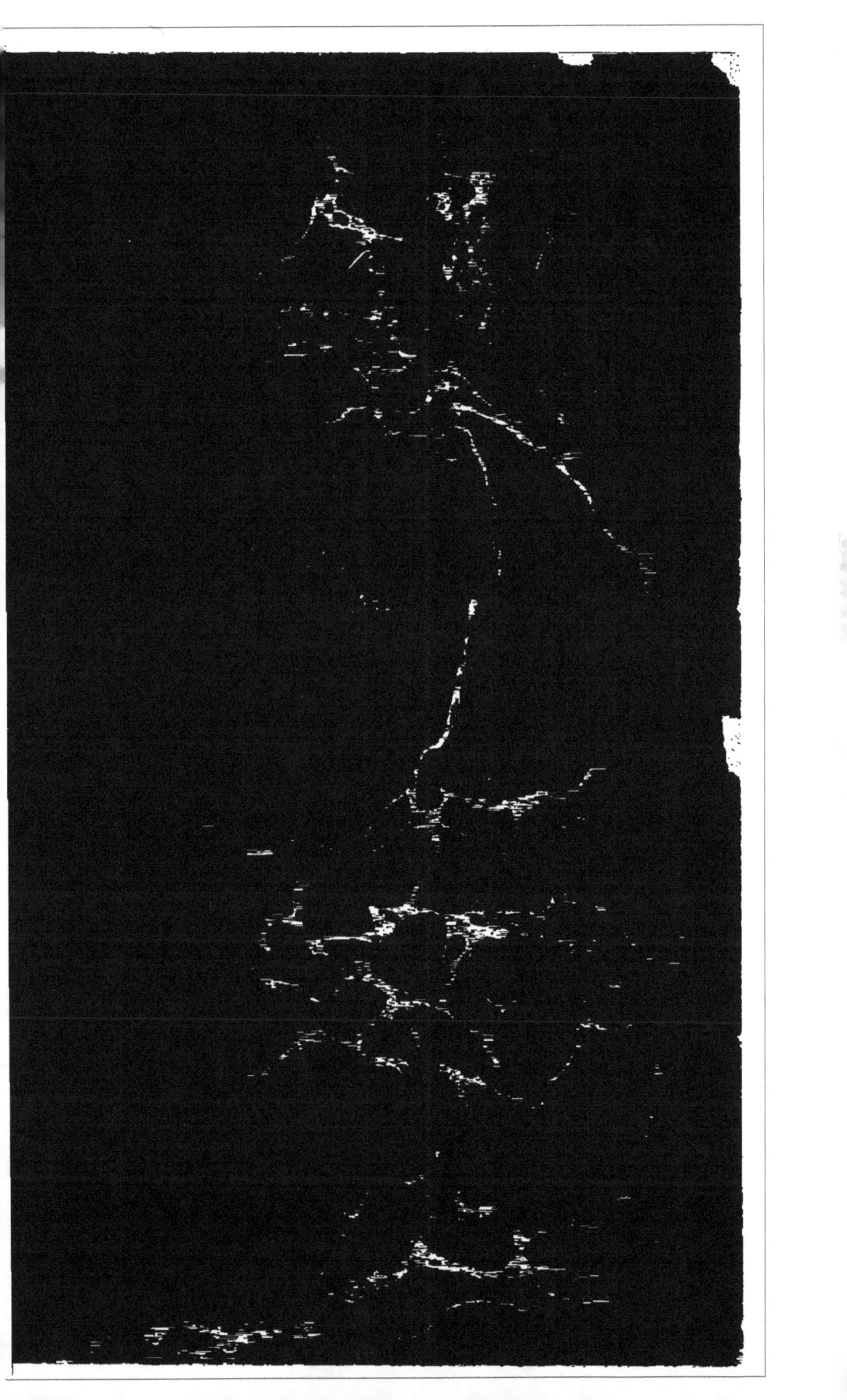

L'HYGIÈNE A PARIS

L'HABITATION
DU PAUVRE

PAR

LE Dʳ O. DU MESNIL

MÉDECIN DE L'ASILE NATIONAL DE VINCENNES

AVEC UNE PRÉFACE

PAR

JULES SIMON

DE L'INSTITUT

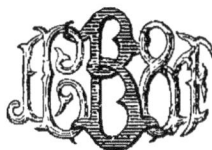
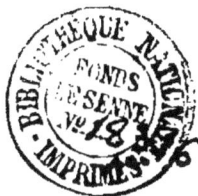

PARIS

LIBRAIRIE J.-B. BAILLIÈRE ET FILS

RUE HAUTEFEUILLE, 19, PRÈS DU BOULEVARD Stᵗ-GERMAIN

—

1890

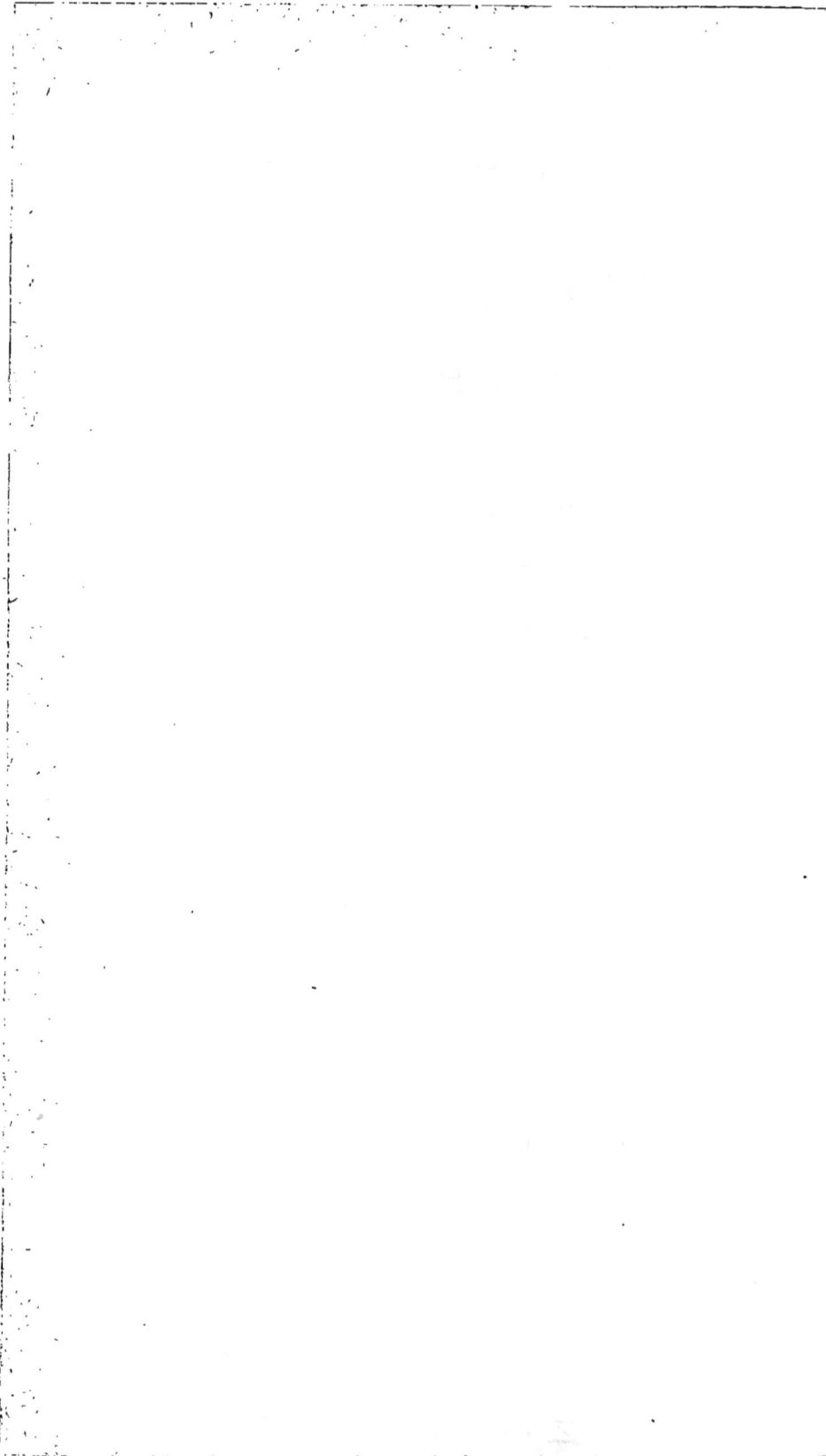

PRÉFACE

L'auteur de ce petit livre est un vétéran de l'œuvre des logements insalubres.

C'est la question des logements insalubres qui nous a rapprochés l'un de l'autre, il y a bien près de trente ans. Depuis ce temps-là nous sommes devenus amis, et je l'ai vu constamment sur la brèche, comme membre de la Commission des logements insalubres et comme écrivain. Personne ne connaît comme lui les misérables taudis où les épidémies naissent et se développent.

S'il suffisait, pour arrêter le fléau, de beaucoup de dévouement, de courage et de science, il y a longtemps que, grâce à lui, les logements seraient assainis ; mais il se produit sur cette question, si simple d'apparence, tout un monde de difficultés.

On rencontre d'abord les propriétaires intéressés à défendre leur immeuble, et que la loi entoure de toute sa protection parce qu'elle ne voit que le principe de la propriété ; puis les logeurs, moins respectables et moins protégés, contre lesquels cependant la loi ne donne que des armes insuffisantes. On vient à bout de leur résistance, mais après une lutte souvent très longue, pendant laquelle la mort, qui n'attend pas, frappe ses coups.

Les lois, règlements et ordonnances, remontent à des époques où l'entassement de la population était moindre ; elles ouvrent la voie à des délais, à des oppositions, et semblent préférer quelquefois le droit de gagner, invoqué par le propriétaire, au droit de vivre, invoqué par les locataires.

La plus grande source d'impuissance et de lenteur est à mon avis la multiplicité des rouages. La Préfecture de la Seine a sa Commission ; la Préfecture de Police en a une autre. Le propriétaire tombe sous le coup d'une certaine loi, il dépend d'une certaine juridiction ; le logeur relève de règlements, d'ordonnances et de supérieurs qui lui sont spécialement assignés.

Il faudrait une loi prévoyant tous les

cas, annulant les lois, décrets, règlements, ordonnances antérieurs, exprimant avec clarté les droits et les devoirs réciproques, appliquée par une commission unique, près de laquelle les deux préfectures seraient représentées, qui aurait le droit de prescrire directement certaines mesures, et de provoquer soit l'action disciplinaire, soit l'action judiciaire.

Il faudrait que la répression fût énergique, prompte et certaine, et que les mesures préventives, prescrites par la Commission, fussent exécutées immédiatement avec appel non suspensif.

Quiconque lira attentivement le livre de M. du Mesnil sera obligé de convenir que la Société est en état de guerre contre la peste. Je dis contre une peste permanente, que les diverses espèces, choléra, variole, influenza, viennent de temps en temps aggraver, permanente cependant et avec laquelle les ménagements et atermoiements ne sont pas permis.

Il n'y a pas lieu d'écouter les réclamants. Ils ne sont que les porte-parole de la mort.

« Attendez, disent-ils, pour appliquer vos nouveaux règlements, que nous ayons épuisé un approvisionnement de poisons que nous nous sommes procuré. »

Nous n'attendrons pas une minute. Abattez cette cloison; ouvrez ici une fenêtre; ôtez un lit de cette chambre, où l'on étouffe.

Il y a une hiérarchie entre les droits, et le premier de tous les droits est le droit de vivre.

Commençons par donner à la population parisienne de l'air et de l'eau : on verra ensuite pour le reste.

Jules SIMON.

17 avril 1890.

A LA MÉMOIRE

DE MON AMI ÉMILE ROUX

Nous avons visité ensemble la plupart de ces misères, sondant les plaies, cherchant le remède à ces maux dont nous étions attristés.

Une mort brutale, inique, vient de nous séparer et me prive de l'assistance d'un compagnon vaillant, des inspirations d'un cœur d'élite.

Je continuerai la tâche que nous nous

étions imposée, fidèle au souvenir du meil
leur de nous, de celui qui fut partout e
toujours l'homme du devoir, aussi modest
qu'infatigable dans son dévouement.

O. DU MESNIL.

L'HABITATION
DU PAUVRE

I

CAMPAGNE CONTRE LES LOGEMENTS INSALUBRES
A PARIS

De toutes les réformes dont il importerait de
ursuivre résolûment la réalisation dans l'intérêt
: la santé, de la moralisation des classes nécessi-
uses, et, disons-le, dans l'intérêt de la paix
ciale, il n'en est pas de plus immédiatement
rgente que la réforme de l'habitation.

Quand on voit les taudis infects, les sentines
poussantes où vit la population indigente dans
rtains quartiers de Paris, on s'explique la mor-

talité qui la décime et les passions qui y fermentent. On se reporte aux travaux du *Talisman* du *Travailleur*, et l'on se demande comment la vie se perpétue « à ces profondeurs, sous cette pression, dans cette obscurité. »

Nous pensons que l'humanité et, avec elle, la justice et l'hygiène nous commandent de faire disparaître ces cloaques immondes, où la santé s'altère en même temps que l'esprit se pervertit, où ceux qui les habitent contractent, dans la promiscuité la plus révoltante, les maladies qui les frappent, et l'oubli, ou ce qui est pis encore, le mépris de la dignité humaine, du respect de la famille.

Depuis 1867, nous avons commencé une campagne non interrompue contre ces logements meurtriers. Mettant à profit les renseignements que nous pouvons puiser près des ouvriers, qui passent chaque année à l'Asile national de Vincennes au nombre de plusieurs milliers, et ceux que nous recueillons à la Commission des logements insalubres, nous avons successivement visité, dans tous leurs détails, les principaux groupes des habitations malsaines de Paris, et nous avons saisi l'autorité, les Sociétés savantes des faits graves que nous avons constatés.

Nous n'avons pas marché seul dans cette voie ouverte à notre génération par le beau livre de Jules Simon. MM. Marjolin, Picot, d'Haussonville ont, eux aussi, étudié la question sur le vif (1), ils ont vu et touché cette plaie, ils l'ont décrite avec une émotion communicative, avec l'autorité qui s'attache à leur nom.

Reprenant la grande tradition des Blanqui, des Villermé, ils ont éloquemment démontré qu'il était nécessaire de remédier à cet état de choses, qui est un danger public ; qu'il y avait là un *devoir social* impérieux à remplir, et ils ont contraint l'opinion publique à le regarder en face.

(1) Jules Simon, l'*Ouvrière*. Paris, 1861. — Dr Marjolin, *Causes et effets des logements insalubres.* — G. Picot, *Un devoir social et les logements d'ouvriers.* Paris, 1885. — D'Haussonville, *La Misère à Paris.*

Après eux sont venus : MM. Cheysson, Raffa-
lovich, Jules Rochard qui, par leurs publications
et leurs conférences, ont accéléré le mouvement
qui se dessinait.

Aujourd'hui, grâce à tant de généreux efforts,
la question dite des *habitations ouvrières*, qui se
confond expressément avec celle des *habitations
salubres à bon marché*, est devenue, et nous en
sommes plus heureux que nous ne saurions le
dire, « une question à la mode. » La mode a,
en effet, ceci de particulier en tout pays,
qu'elle peut donner un laissez-passer à tous les
ridicules et faire accueil le moment d'après aux
inspirations les plus élevées du cœur et de la
raison.

La même préoccupation se retrouve actuellement dans toutes les classes de la société. Mais,
tandis que chez les uns il s'agit d'une sollicitude
sincère, réduite à limiter ses manifestations, chez
d'autres c'est un zèle actif qui ne mesure pas ses
sacrifices. Les hommes de cœur qui affectent

des sommes considérables à la construction de maisons installées, d'après des données nettes, précises au point de vue de la salubrité (1), sont assez nombreux aujourd'hui.

Sans trop grande présomption, nous pouvons espérer que notre cause est gagnée et que nous aurons la satisfaction d'assister à la disparition de tous les foyers de pestilence qui déshonorent encore la ville de Paris.

Reconnaissons toutefois qu'il nous reste beaucoup à faire pour atteindre ce but, et cherchons nos encouragements dans le souvenir des maisons qui ont déjà disparu, comme aussi dans la vue de celles qui persistent en maint endroit. Notre travail actuel n'a, d'ailleurs, pas d'autre objet que de placer sous les yeux de nos amis un tracé du chemin parcouru, en y joignant quelques-unes des notes que nous avons recueillies au cours de nos visites nombreuses dans les logements insalubres.

(1) Dons de M. Heine, de M. Gillet, Aynard et Mangini, etc.

Ces notes, nous les avons réunies sous le titre que nous avions donné à une communication à la Société de médecine publique, faite au mois de novembre 1882.

On y trouvera deux choses : le tableau sans réticence ni exagération de ce que nous avons observé, et l'indication des résultats obtenus.

Nous insisterons pour qu'on n'oublie pas qu'en vertu des principes, sans nul doute fort respectables qui régissent les droits de la propriété, nos doléances les plus justifiées se sont heurtées, en plus d'une occasion, à des résistances que l'administration elle-même n'a pu vaincre malgré sa meilleure volonté.

Contre l'avarice sordide, l'obstination irréductible de certains, il a fallu organiser une conjuration en règle où sont entrés, avec l'administration (1), le Conseil municipal et la Commission

---

(1) Représentée en ces affaires par M. Jourdan, chef du bureau des logements insalubres, dont la compétence est connue de tous ceux qui s'intéressent à ces questions.

des logements insalubres de Paris. Grâce à ces forces, à l'infatigable dévouement de tous nos collègues et notamment de nos amis Napias, Hudelo, Cartier et Buisset, les droits de l'hygiène sont souvent parvenus à l'emporter.

Mais nous avons parfois été battus, ainsi que l'attestent les souillures que nous voyons subsister encore, et que nous ne renonçons pas à faire disparaître.

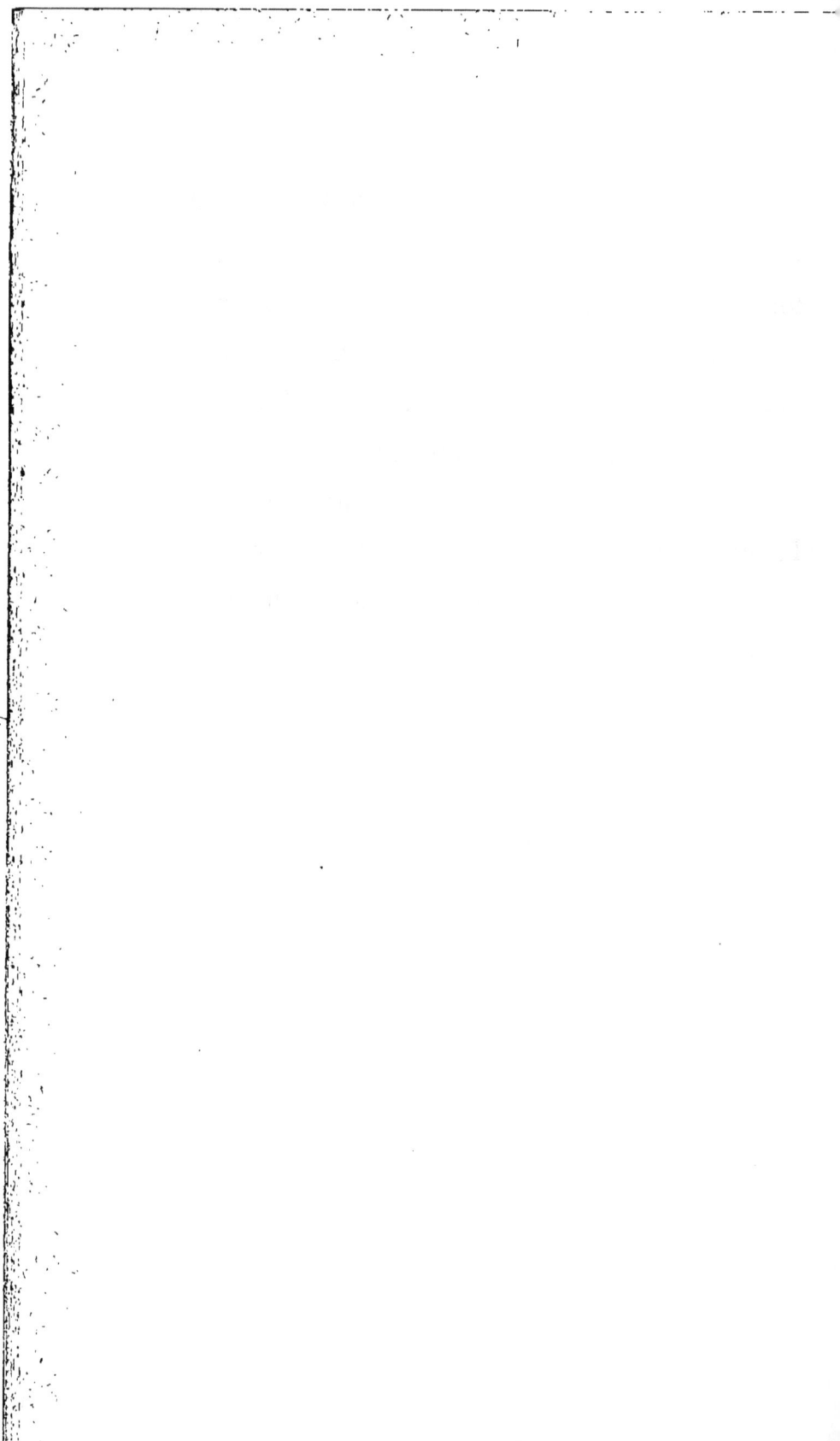

II

CAUSES MULTIPLES D'INSALUBRITÉ DANS LES HABI-
TATIONS OCCUPÉES PAR LES PAUVRES

Dans la ville de Paris, comme dans toutes les
agglomérations urbaines importantes, la population pauvre se trouve cantonnée soit au centre de
la ville, dans les vieux quartiers où s'est constitué
le groupement primitif, qui a donné naissance à
la cité, soit dans les quartiers excentriques où elle
s'agglomère au voisinage des grands établissements
industriels.

C'est là une loi commune à Paris et à toutes les
vieilles villes de France et de l'étranger. On y trouve,
à côté des monuments du passé toujours debout,

ces rues étroites et sombres (1), que jamais ne visite un rayon de soleil; on se heurte à ces masures délabrées qui depuis des siècles abritent des familles pauvres. Les occupants de ces tristes demeures sont employés soit aux travaux les plus infimes de l'assainissement urbain, soit à la manutention des objets qui arrivent incessamment dans ces parages pour l'approvisionnement général de la ville.

A Paris il est vrai que, depuis un certain nombre d'années, un mouvement d'émigration considérable s'est produit du centre à la périphérie de la ville.

Mais on s'abuserait étrangement, si l'on pensait que cet exode a eu pour conséquence de sérieuses améliorations. En fait, elles ont été nulles ou si rares qu'il serait superflu de s'y arrêter.

Les malheureux, chassés de leurs abris par les grands travaux, ont retrouvé pour les exploiter

_____

(1) Voir à Paris les rues de Venise, rue Brise-Miche, rue Taille-Pain, rue Pierre-au-Lard.

dans l'ancienne banlieue parisienne, sinon les mêmes hommes, du moins le même esprit de lucre insatiable.

Dans ces habitations où résidait la veille une seule famille, le propriétaire industrieux a pratiqué des compartiments, de véritables alvéoles pour loger tout un monde.

Des entrepreneurs expérimentés ont bâti des immeubles spécialement destinés, suivant une étiquette en cours, « au logement des ouvriers. » Ces immeubles, dont les cloisons minces ne sont pas le seul trait de parenté avec les navires jadis destinés à la traite, ont audacieusement reproduit les malfaçons et les *nuisances* inté- rieures, dont on avait obtenu à grand peine la suppression dans les vieilles maisons de notre ancien Paris.

Élevées à la hâte sur des terrains vagues, la plupart de ces constructions sont desservies par des voies privées, par des passages dont le sol est semé de flaches et coupé d'ornières, où les eaux pluviales et ménagères, sans écoulement régulier, séjournent à loisir, se corrompent et s'infiltrent dans le sol des rez-de-chaussées, trop fréquemment placés en contre-bas.

A ces causes d'insalubrité qui ne se rencontraient pas au centre de la ville, se joint le jet des immondices qui se pratique au hasard sur la voie ou dans le terrain à côté, s'il est libre, et il est acquis que l'on ne s'inquiétera de ce voisinage que lorsque sa fétidité l'aura rendu insupportable, et à tel moment dangereux.

Dans toutes les maisons exclusivement habitées par les indigents, qu'elles soient au centre ou à la périphérie, on retrouve les mêmes *nuisances*.

Pour accéder aux logements, il faut pénétrer par une allée traversée par un caniveau, dans lequel s'écoulent, le plus souvent à ciel ouvert, les eaux résiduaires provenant de tout l'immeuble.

L'escalier est obscur ; ses murs sont malpropres, gluants.

Aux étages comme dans la cour, en rencontre des privés disposés d'une façon aussi contraire à la décence que peu conforme à la salubrité. La pente du sol y est réglée de telle façon que les liquides viennent se répandre au dehors ; le siège est à trou béant.

S'il existe des plombs pour recevoir les eaux ménagères, leurs orifices non fermés répandent d'une façon continue des odeurs méphitiques dans la cage de l'escalier qui en est saturée.

Parlerons-nous de ces couloirs étroits et sombres qui mettent en communication tous les logements d'un étage avec l'escalier qui y conduit. On ne saurait imaginer un moyen plus commode de contagion que ce passage ouvert jour et nuit à toutes les rencontres, et où il est impossible, qu'on le veuille ou non, de ne pas prendre contact.

Les logements dans lesquels on pénètre par ces couloirs reçoivent quelquefois exclusivement par cette voie l'air que respirent les habitants et la lumière qui les éclaire. Ils sont obscurs, leurs murs sont recouverts de papiers de tenture qui tombent en lambeaux.

Le carrelage du sol est en mauvais état ; ses anfractuosités en rendent le nettoiement impossible ; et l'insouciance de l'être humain qui habite ces taudis fait le reste.

Souvent la fenêtre qui doit fournir l'air et la lumière dans ces tristes logis donne sur une courette, sorte de puits, limité dans sa profondeur par une toiture qui s'adapte au premier étage.

Le propriétaire crée ainsi à son profit une nouvelle location, magasin ou atelier ; mais, du même coup il supprime le courant d'air, venu de la rue par l'allée et qui emportait les odeurs fétides versées dans la courette par les logements. La circulation de l'air est arrêtée, et l'on y substitue une atmosphère confinée où se combinent en un seul poison les émanations des plombs, des cabinets d'aisances et des cuisines. Pour avoir une idée

exacte des accidents que peut produire cette atmosphère délétère, il faut l'avoir respirée par une
soirée orageuse du mois de juillet.

Si l'on quitte les logements des étages pour
se hasarder dans les combles, on y rencontre
des chambres qui ne sont séparées de la toiture
que par un enduit de très faible épaisseur, ce qui les
rend torrides en été, glacées en hiver. Bienheureux
encore les locataires, si l'incurie ou la parcimonie
du propriétaire ne rend pas ces locaux humides
en toute saison par suite du mauvais état d'entretien de la toiture.

Nous ajouterons que, dans beaucoup de ces
maisons, l'eau fait absolument défaut, tant pour
satisfaire aux exigences de la propreté la plus
rudimentaire chez les habitants, que pour assurer la
salubrité de l'immeuble.

Il est facile, sans s'y arrêter, de se rendre
compte de la malpropreté sordide engendrée par
cet état de choses, de l'insalubrité extrême des
maisons, des quartiers où il est constaté.

Nous en apportons plus loin la preuve en repro-
duisant quelques-uns des croquis pris à différentes
dates, en sortant des logements où nous étions
entré. Ils se chiffrent aujourd'hui *par milliers*,
il nous est donc facile de choisir.

Nous n'avons rien exagéré ; en plus d'une occasion, au contraire, nous avons atténué les couleurs
et l'impression de certains détails, plus soucieux
de susciter l'intérêt, que de provoquer le dégoût.

III

AVENUE DE CHOISY

En 1882, sur un terrain assez vaste loué 350 francs, avenue de Choisy, n° 87, XIIIe arrondissement, un sieur D... a construit un certain nombre d'abris de l'aspect le plus varié, mais tous également insalubres. Cela s'appelait des maisons.

Maison B. — Cette maison, dont le sol est en terre battue, est couverte en carton bitumé. Elle n'est pas close; les panneaux vitrés qui la ferment sont dépourvus de leurs vitres, remplacées par des lambeaux de mousseline.

L'habitant couche sur une litière de copeaux étendus sur le sol.

Il paie ce local 12 francs par mois versés d'avance, et de plus il est chargé de soigner les poules et les chiens du principal locataire.

Pas de cheminée dans cette maison qui n'est formée que de cloisons légères; pas de privés.

Maison R. — La maison R est une voiture de saltimbanques, hors de service, où résident six personnes des deux sexes, d'âges différents, vivant dans un état de promiscuité dégradant.

Le coin de terre sur lequel est posée cette voiture démunie de ses roues est couvert d'immondices accumulées chaque jour, et que des volailles en liberté éparpillent sur toute la superficie.

Pour diminuer l'encombrement dans la voiture ces gens ont adossé à l'ancien wagon forain une boîte en planches de 13 millimètres d'épaisseur qui a au minimum 1^m60, au maximum 2^m60 de hauteur, et dans laquelle on a placé deux lits de camp en bois. Ce hangar, dont le sol est en terre battue, est couvert avec du carton bitumé, il est éclairé par des châssis dormants. Il sert en même temps de remise à l'orgue d'un infirme qui loge dans le wagon.

Il n'y a pas de cheminée, pas de cabinet d'aisance.

L'emplacement est loué 100 francs par an.

Maison P. — Une baraque divisée en quatre pièces, dont deux sont sous-louées en garni, constitue cette habitation louée deux cents francs annuellement par un chiffonnier.

Le mur de fond est formé par des planches clouées de place en place sur la maison voisine.

Les pièces n'ont d'autre moyen d'éclairage et d'aération que la porte par laquelle on y pénètre. Dans le milieu de l'une d'elle est étalé le chiffonnage de la nuit précédente.

Nous avons trouvé là une enfant borgne par suite d'une ophthalmie purulente tenant compagnie à une vieille femme aveugle.

La cour, sur laquelle ouvrent tous ces logements au rez-de-chaussée, est un cloaque dangereux d'où s'exhalent des odeurs fétides.

Les causes de l'insalubrité résultent de l'aménagement du cabinet d'aisances qui y est en usage. Il consiste en un trou de peu de profondeur, entouré de trois cloisons en osier à hauteur d'appui. Sur ce trou, on pose deux planches distantes de 0^m20 à 0^m25. Lorsque cette fosse improvisée est pleine, ce qui arrive fréquemment vu le peu de profondeur qu'on lui donne, on enlève le cabinet, on creuse un autre trou plus loin jusqu'à saturation du sol. Grâce à ce cabinet mobile déplacé plusieurs fois depuis l'existence de cet immeuble, tout le sol du voisinage est infecté.

Le sieur D..., locataire principal, habite sur l'avenue de Choisy un immeuble également mobile qu'il déplace suivant les besoins de son industrie. Cette baraque, dans laquelle il tient un comptoir de marchand de vins, est dépourvue de cheminée. A ce logement adhère une chambre garnie pour deux personnes. Elle est dépourvue de cheminée, cube 11^m70, elle est éclairée par un châssis.

IV

BOULEVARD DE LA GARE

Au boulevard de la Gare, 181 (XIIIe arrondissement), est un immeuble constitué par deux rangées d'habitations à un étage, s'élevant en bordure sur une allée de 3 mètres de largeur. Ces constructions sont édifiées sur terre-plein, l'allée est pavée et possède un égout qui reçoit les eaux pluviales et ménagères.

Chaque logement, au rez-de-chaussée comme au premier étage, se compose d'une seule pièce, quel que soit le nombre, le sexe et l'âge des locataires qui l'habitent, l'industrie qu'ils exercent.

Les chambres, au rez-de-chaussée, sont toutes,

à l'exception de deux, carrelées, les murs sont visqueux, les plafonds noirs, les fenêtres démunies de leurs petits bois, les vitres remplacées tantôt par des lambeaux de toile, tantôt par des planches et des feuilles de zinc. Il existe une cheminée dans chaque pièce.

Une humidité extrême ressort des murs et du sol dans ces locaux que leur situation au rez-de-chaussée, en bordure sur une allée très fréquentée, ne permet jamais d'aérer convenablement. Ils sont très obscurs, ce sont de véritables caves.

La population qui habite ces taudis porte au plus haut degré l'empreinte de l'insalubrité des locaux où elle végète.

Les enfants, qui sont très nombreux (nous en avons compté jusqu'à 102 dans les 58 ménages qui habitent là), sont pâles, anémiques, rachitiques.

Dans plusieurs de ces logements, nous avons trouvé des malades étendus sur des grabats ; plus des deux tiers des locataires n'ont pas de lits, ou bien ils ont un lit pour 5 ou 6 personnes.

Les murs extérieurs sont aussi malpropres que ceux des logements, ils n'ont vraisemblablement jamais été grattés ni blanchis.

Au premier étage, les chambres auxquelles on accède par deux escaliers très raides, d'une malpropreté sordide, sont mieux aérées et plus claires, mais partout les carrelages en mauvais état retiennent les ordures et ne peuvent être nettoyés. Les murs sont noirs, les plafonds sont crevassés. Les cheminées sont pour la plupart hors de service, les logements sont mal clos par des fenêtres et des portes de rebut.

Dans l'un d'eux, au premier à gauche, qui porte le n° 32, la paroi sur le couloir menace de s'effondrer.

Au n° 40, la pluie traverse la toiture et vient mouiller le lit de l'occupant.

Certains de ces locaux sont dans un tel état de malpropreté qu'ils ont cessé d'être habités, et qu'on en fait au fur et à mesure des dépôts d'ordures. Ils deviennent des causes graves d'insalubrité pour le voisinage.

On ne saurait imaginer l'aspect repoussant de cette agglomération de loqueteux, de déguenillés.

A notre dernière visite ils n'avaient même pas d'eau à leur disposition, non seulement pour nettoyer leur logement, mais pas même pour prendre pour eux et donner à leurs enfants les soins de propreté indispensables.

Nous ne pouvons passer sous silence les deux horribles privés mis à la disposition de cette population ; leur malpropreté est révoltante, ils sont inabordables.

Il existe adjacente à cette cour principale une seconde cour à gauche qui n'est construite que d'un côté et dont les logements prennent air et jour sur un terrain vague assez vaste. De ce chef la situation est moins mauvaise, mais le manque d'entretien de la part du propriétaire fait que les pièces habitées sont d'une malpropreté aussi repoussante que dans la première cour.

Le prix uniforme de la location est de 3 fr. 75 par semaine.

V

RUE DU CHATEAU DES RENTIERS ET RUE JONAS PROLONGÉE

I. — Rue du Château des Rentiers.

Non loin de ce qui fut la Cité des Kroumirs(1), nous fûmes appelé à visiter il y a quatre ans un groupement de même nature en voie de formation sur un terrain vague, d'une certaine profondeur, situé en bordure de la rue du Château des Rentiers (XIIIe arrondissement), à la hauteur du n° 85.

Sur ce point, l'insalubrité que nous rencon-

(1) Voir *La Cité des Kroumirs*, page 119.

trons habituellement dans ces constructions im-
provisées était encore accrue par suite d'une pratique qui s'était généralisée là, celle de l'élevage
en chambre des porcs. Nous disons en chambre,
parce que, dans plusieurs de ces cabanes, bêtes et
gens vivaient en commun dans la plus horrible
saleté et la plus complète promiscuité. Les diverses habitations appartenant à M. D..., au fond
du passage, aux sieurs M... et V..., chiffonniers, à
gauche de cette voie, avaient été construites en
matériaux de rebut, briques, carreaux de plâtre
salpêtrés, bois provenant de démolition. Elles
étaient pour la plupart couvertes en carton bitumé
n'ayant qu'un rez-de-chaussée sur terre-plein,
dans une cour fangeuse, sans écoulement d'eau.

Au milieu du passage à gauche en entrant,
s'élevait une maison à étages en voliges, sur la
façade de laquelle étaient clouées, de place en
place, quelques feuilles de zinc, soit comme
moyen de protection, soit comme motif de déco-
ration.

Six locataires étaient abrités tant au rez-de-chaussée qu'au premier étage de cette construction étrange, et dans deux anfractuosités situées au-dessus du 1er, on ne saurait dire au 2e étage. Aucun de ces logements n'avait de cheminée, et il y avait lieu de s'en féliciter, car le danger d'incendie y aurait été incessant.

Toutes les cabanes accumulées sur ce terrain étaient enchevêtrées les unes dans les autres ; on trouvait dans les jardinets attenant comme dans les habitations, pêle-mêle avec les habitants, des tas de chiffons, de détritus de nature diverse, de toute origine.

Il n'y avait pas d'eau dans ce campement à l'usage des locataires, pas de privés. Dans une annexe de l'immeuble du sieur B..., existait un grand trou, creusé en terre, accessible à tous, qui en tenait lieu.

Depuis notre rapport, justice a été faite et par un singulier contraste, sur une partie du terrain même occupé par les masures que nous venons de décrire, s'élève aujourd'hui l'Asile de nuit municipal de la rue du Château-des-Rentiers. Ce foyer d'infection a été remplacé, au plus grand bénéfice de tous, par un service d'assainissement fonctionnant dans les meilleures conditions et qui est appelé à rendre les plus grands services à ce quartier et aux quartiers voisins (1).

II. — *Rue Jonas prolongée.*

Au commencement de 1890, nous avons été saisi d'une plainte faite à la Commission des logements insalubres, visant une maison sise rue Jonas prolongée (XIII⁰ arrondissement).

Le site est charmant, cette construction hétéroclite qui n'a pas de porte à l'entrée, pas plus qu'elle n'a de couverture autre qu'une bâche flottante, du moins sur une partie de sa surface, est

---

(1) A l'Asile de nuit de la rue du Château-des-Rentiers est annexée la première étuve à désinfection par la vapeur sous pression, qui ait été mise à Paris à la disposition du public. On ne saurait trop en féliciter la municipalité du XIII⁰.

élevée sur le flanc de la butte aux Cailles, face à la vallée de la Bièvre et à l'Observatoire. On y jouit d'un panorama superbe, mais à quel prix !

La cour dans laquelle on pénètre par une allée ouverte à tout venant est encombrée de matériaux de construction et de détritus de toute nature qui empoisonnent l'immeuble d'odeurs répugnantes; on y pratique, de tous les étages, le jetage à la cour, c'est un charnier dans un chantier de démolition.

Les privés rudimentaires jamais nettoyés laissent échapper solides et liquides dans la cour.

Au fond de cette petite cour nous trouvons un malheureux et sa famille, c'est-à-dire six personnes habitant dans une sorte de cellier noir, humide, qui ne prend air et jour que par la porte, si on peut donner ce nom à une série de planches mal jointes, montant jusqu'à la hauteur de 0^m80 et complétées dans le reste de la hauteur par du papier, de la toile collés sur un châssis de bois.

Cette maison a un rez-de-chaussée et deux

étages qu'on ne peut atteindre qu'en gravissant un escalier à jour dans la cour, démuni de rampe, et qui aboutit sur un palier extérieur également privé de balcon. Les habitants, dont les enfants en bas âge sont nombreux, sont exposés à les voir se précipiter à chaque instant dans la cour.

A la hauteur du 2e étage pour se rendre du bâtiment sur rue au bâtiment sur cour, existe une espèce de pont suspendu en mauvais état qui ne peut être traversé sans péril que par des gens alertes, très agiles ; c'est le seul moyen de pénétrer dans le logement du fond.

On ne saurait imaginer un groupement plus complet de périls et de nuisances. Nous allons en demander l'évacuation et la destruction. Quand l'obtiendrons-nous ?

VI

LES GARNIS

HOTEL DES LYONNAIS, HOTEL DE MACON, HOTEL DU
CHEVAL BLANC. — ORDONNANCE DU 25 OCTOBRE
1883 SUR LES LOGEMENTS LOUÉS EN GARNI. — FAUT-
IL MODIFIER L'ORDONNANCE DE POLICE DU 25 OCTO-
BRE 1883 SUR LES LOGEMENTS LOUÉS EN GARNI A
PARIS. — UN MOT SUR LA SITUATION EN ALLE-
MAGNE.

La loi du 13 avril 1850 nous laisse désarmés
contre l'incurie et le mauvais vouloir des propriétaires, en ce qui touche aux logements insalubres en général.

L'ordonnance de police du 13 juin 1832 concernant les logeurs en garnis était manifestement

insuffisante contre les *nuisances* que l'on rencontre dans ces locaux.

La Commission des logements insalubres de Paris
ne pouvait pas ne pas en être frappée, et en 1877
nous avons été chargé par elle de lui présenter
un rapport sur cette question (1). Ce travail a
servi de base à l'ordonnance de police du 7 mai
1878 complétée par l'ordonnance du 25 octobre
1883 où une part assez large a été faite aux exigences de l'hygiène.

Nous pensons qu'il ne sera pas inutile de rappeler les tableaux lamentables que nous avons eu
sous les yeux en visitant des garnis insalubres
dans divers arrondissements de Paris au moment
où on demandait la révision de l'ordonnance de
1832.

I. — *L'hôtel des Lyonnais.*

. Quand, se rendant de la rue Berthollet (V° ar-

(1) Du Mesnil, *Les garnis insalubres de la ville de Paris*
(*Annales d'hygiène*. Paris, 1878).

rondissement) à la rue de Lourcine, on traverse la rue des Lyonnais, on trouve au n° 15 une entrée basse par laquelle on pénètre dans une vieille construction décorée du nom d'*Hôtel des Lyonnais,* mais que le voisinage désigne sous le nom de *Cité des Biffins* (1).

La cour est assez vaste, bien pavée, entourée de bâtiments de trois côtés. L'un sur rue a cinq étages et les deux corps de bâtiments en retour sur la cour n'ont qu'un étage au-dessus du rez-de-chaussée.

Le grand bâtiment ne compte pas moins de sept chambres sur chacun des paliers ; un écriteau nous avertit qu'elles sont meublées. Ce qui est incontestable, c'est qu'elles renferment, parmi d'autres objets défigurés et sordides, un lit bran-

---

(1) Littré, au mot *biffes,* dont il ne connaît pas l'origine non plus que Brachet, parle d'étoffes rayées très anciennes appelées *biffes.* Larchey dans son *supplément* à la dixième édition de son *dictionnaire d'argot* (1883) dit : *Biffe,* métier de chiffonnier. *Biffe* veut dire chiffon en vieux champenois. Au temps de saint Louis, on vendait à Paris des biffes rayées de Provins.

lant sur lequel est posé un matelas à demi pourri.

La très réelle supériorité de ces pièces sur ce que nous avons vu dans les terrains vagues et dans d'autres cours, c'est qu'elles sont largement éclairées. Mais à part cette grâce spéciale, elles reproduisent les mêmes négligences, les mêmes répugnantes défectuosités.

On ne saurait plus dire si les murs ont été, dans des temps anciens, tendus de papiers ou peints; ce qui se voit et se sent, c'est qu'ils ont subi sans trêve les contacts les plus répugnants.

Depuis les solives saillantes des plafonds, jusqu'en bas, toute fente donne asile à une faune très variée.

Ce qui reste du carrelage défierait l'effort de la pelle et du balai, car il y a là une couche résistante d'ordures superposées. Les portes et les fenêtres également déjetées ne ferment, les unes qu'à l'aide d'un bout de corde ajusté à un clou, les autres qu'avec un cadenas passé dans des pitons.

Après ce que nous venons de dire de l'état des

chambres, on se doute de ce que peuvent être les couloirs étroits sur lesquels elles s'ouvrent. Sans parler des traces que chacun des locataires y laisse de son passage, ces couloirs sont infectés à chaque étage par la cuvette, sans appareil de fermeture, placée dans la baie qui éclaire et aère l'escalier, cuvette destinée à recevoir les eaux ménagères de tous les logements.

Les marches de l'escalier sont plaquées d'un amas de détritus sans nom, qui s'accroît incessamment des apports quotidiens.

Les logements des deux constructions sur la cour méritent une mention particulière.

Ceux situés au rez-de-chaussée sont pour la plupart occupés par des chiffonniers, et il va de soi que leur malpropreté ne le cède en rien à celle des chambres sur la rue. Toutefois un inconvénient notable s'y ajoute à ceux que nous avons signalés, c'est l'humidité.

Tous ces logements à l'exception d'un seul sont sans cheminée.

L'air et le jour n'y ont accès que par des fenêtres et des portes dont les vitres absentes ou les panneaux effondrés sont remplacés, comme dans toutes les habitations de ce genre, par des planches, des feuilles de zinc ou des lambeaux de toile.

Du reste, cette humidité meurtrière qui vous enveloppe dès votre entrée dans ces bouges n'est pas seulement due à l'insuffisance des clôtures, elle transsude de toutes parts.

Ajoutons que les habitants sont hors de chez eux depuis le lever du jour jusqu'à la nuit, et que pendant qu'ils sont loin, portes et fenêtres sont closes.

Au premier étage, la pluie a traversé presque tous les plafonds.

Mais nous n'y séjournerons pas plus longtemps de crainte de nous répéter.

Avant de quitter l'hôtel des Lyonnais, il faut mentionner le réduit dont on peut voir l'orifice dans la cour, à gauche en entrant. Pour y pénétrer, on descend deux marches ; après quoi on peut se demander où l'on est : est-ce une cave, un cellier ? Quelles sortes de choses remue-t-on là dans cet espace étroit, obscur, plus froid que la rue même ? Il y a là le père, la mère et l'enfant. Près et en dedans du seuil, c'est-à-dire à l'endroit où l'on y voit le plus clair, ils ont versé les chiffons de la nuit précédente. Le triage s'achève, on va porter la récolte chez le marchand en gros.

En attendant, l'air qui n'arrive déjà dans cet enfoncement qu'après avoir rasé le sol boueux de la cour, passe sur le monceau de débris pour en accumuler toutes les senteurs dans le fond de l'antre où cet homme, cette femme et leur petit prendront leurs aliments et leur sommeil.

Plusieurs des logements de l'hôtel des Lyonnais sont payés 4 et 5 francs par semaine ; les plus inhabitables sont loués 3 francs.

II. — *L'Hôtel de Mâcon.*

A l'entrée de la rue Monge, au voisinage de

l'Ecole polytechnique (V^e arrondissement), débouche la rue des Boulangers dont le n° 42 est occupé par l'*hôtel de Mâcon*.

Il y avait dans cet immeuble, lors de notre passage, 210 Italiens, modèles, musiciens ambulants, etc., etc.

Les cinq étages de la maison sont divisés et subdivisés en loges de telles dimensions et si mal installées, que l'avarice la plus éhontée a pu seule les imaginer, que la misère la plus noire peut seule les subir.

L'encombrement est à son comble et pour se faire une idée des chambres de l'hôtel de Mâcon, de leur mobilier, de la complication d'odeurs écœurantes qu'on y respire, il faut de toute nécessité avoir fait ce voyage. Il faut avoir vu les gens, vu les choses, vu ces tables et ces commodes boiteuses dont les tiroirs ouverts montrent pêle-mêle des vêtements multicolores plus ou moins fripés, et des légumes variés, surtout des tomates.

Au centre de la pièce, la famille et les amis se pressent autour d'un poêle sans couvercle et sans tuyau qu'on alimente de charbon de bois pour se chauffer et préparer les repas.

On peut passer de ces logements dans les couloirs et les escaliers sans constater un changement très appréciable d'atmosphère; le même dégoût vous suit, où que vous alliez, et les inquiétudes dont vous êtes accompagné après être sorti vous prouvent que les habitants de l'hôtel sont encore plus nombreux qu'on ne vous l'avait dit.

Si renseigné que nous soyons sur l'exercice exorbitant de l'usure dans cette industrie des logeurs, le prix des locations rue des Boulangers nous trouble; le coût de ces logements est de 15, 18 et 25 francs par mois.

III. — L'Hôtel du Cheval Blanc.

On ne saurait reprocher aux auteurs qui ont écrit sur les misères de Paris d'avoir forcé le trait, exagéré la couleur. Voici le compte-rendu exact, nous pourrions dire le procès-verbal dressé à la suite d'une visite faite à l'*Hôtel du Cheval blanc*, sis rue Sainte-Marguerite, n° 9, et dans lequel les dimensions précises de chaque pièce ont été relevées.

Sans qu'il soit nécessaire d'insister sur la qualité de l'air qu'on respirait dans ce cloaque, on verra combien la quantité en était parcimonieusement mesurée aux malheureux qui s'y entassaient, et qui pour la plupart étaient des ouvriers du bâtiment rentrant le soir dans ces réduits infects pour y prendre un repos bien gagné après une dure journée de travail.

C'est à l'occasion d'une plainte adressée au préfet de la Seine par un médecin chargé du service de la constatation des décès, que nous avons été amené à connaître le garni tenu par le sieur X..., marchand de vins, à l'enseigne *au Cheval Blanc*. Cette maison d'une architecture bizarre exige, pour qu'on s'y reconnaisse, qu'il soit procédé à une explication topographique sommaire, au moins pour la première partie dont nous allons parler.

L'allée de la maison, qui longe la boutique d'un marchand de vins, conduit à une première cour de 3^m,50 de côté. Le sol de ce couloir est formé en partie par une trappe de cave mal jointe, dont le bois est imprégné d'humidité. Son état de délabrement ne permet pas un nettoyage suffisant.

En face de l'allée est un escalier en pierre qui descend à une deuxième cour en contre-bas de la première de 1^m,40. Cette seconde cour, sorte de terrain en équerre, mesure 2^m,18 de large sur 7^m,45 de long. C'est une véritable fosse rendue obscure par un balcon en saillie de 0^m,90, qui dessert le premier étage.

Cette cour porte le nom de *Fosse aux Lions*. Autrefois, nous a dit le logeur, le garni donnait asile aux meneurs d'ours, et c'est là que logeait la ménagerie. Du reste, chacune des pièces du rez-de-chaussée a ses fenêtres garnies de barreaux de fer; à droite, dans la première cour, est un autre

escalier en pierre qui descend à une allée mal
pavée, perpendiculaire à la direction de la rue sur
laquelle elle n'a pas d'issue. Elle est en contre-bas
de la première cour de 2 mètres environ. Sa longueur est de 18 mètres et sa largeur est inégale.
La partie la plus large est de $2^m,18$ et la plus
étroite de $1^m,17$.

Il y a dans la première cour seulement un robi-
net d'eau de la ville. Chacune de ces cours déverse
ses eaux vannes dans un petit égout qui se rend à
l'égout de la rue. Le pavage des ruisseaux n'est
pas jointoyé; il est partout dans un état qui laisse
beaucoup à désirer; il retient dans ses interstices
des ordures de toute sorte.

Dans la première cour, à droite de l'escalier
qui dépend de la Fosse aux Lions, est un escalier
(n° 1), de quelques marches seulement, qui conduit au premier étage ou au premier balcon qui
est au-dessus de ladite Fosse aux Lions, et qui
donne également accès dans une pièce à gauche portant le n° 9, éclairée sur la deuxième

cour dont elle constitue le premier étage. Elle est de plain-pied avec la première cour.

On accède aux autres étages par un autre escalier (n° 2) qui dessert le corps de bâtiment sur la rue. De chacun des paliers part un couloir qui aboutit au balcon d'un des étages au-dessus de la Fosse aux Lions. Le même palier, qui se trouve au premier étage sur la rue et sur la première cour, dessert le deuxième étage sur la Fosse aux Lions et l'allée qui en longe les logements : de même pour les étages supérieurs.

Le garni comporte 112 lits, répartis dans quatre corps de bâtiment. Il n'y a pour toute cette population que deux privés contigus situés dans l'escalier qui descend de la première cour à l'allée. Il résulte de cette insuffisance de privés que les cours, de même que les fenêtres des paliers, sont couvertes en maints endroits de matières fécales. Les plombs sont aussi rares que les cabinets. Il n'y en a qu'aux escaliers qui desservent les corps de bâtiments sur la rue et la première cour.

Les deux cabinets sont à trous béants, les murs sont souillés et plombés, l'éclairage et l'aérage sont insuffisants. Nous n'avons pas pu constater l'existence d'un ventilateur pour la fosse.

Dans tous les logements, presque sans exception, le carrelage est brisé ou fait absolument défaut. Il en est de même pour les paliers et pour les escaliers, dont le bois est vermoulu et fait trébucher sur le bord des marches. La saleté est extrême partout, les murs sont en maints endroits sordides et dégradés.

Voici dans quel état nous avons trouvé les logements :

Fosse aux Lions :

En face de l'escalier de pierre, une pièce, en contre-haut du sol, cube 17 mètres. Le sol est bitumé. Le plâtre des parois est humide sur toute la hauteur. Cette pièce est munie d'un coffre de cheminée qui peut servir à l'aération, mais non au chauffage.

Disons de suite que, sauf les pièces situées sur la rue au-dessus du marchand de vins et sur la première cour, il n'y a nulle part de peinture ni de papier de tenture.

Les n°s 1, 2 et 3 ne sont pas habités et sont utilisés comme magasins.

Les n°s 4, 5 et 6 mesurent chacun 2^m,40 × 2^m,60 × 2^m,22 = 9^m,41. Ils présentent des baies à la fois sur la Fosse aux Lions et sur l'allée. Une seule de ces pièces est munie d'un poêle (1).

Le n° 7 mesure 14^m,87. Il est en contre-bas de la fosse et n'est éclairé que par une petite baie sur l'allée.

Le n° 8, également en contre-bas, s'éclaire sur la fosse par un petit châssis mobile, a son sol en bitume.

Cette pièce mesure 2^m,50 × 2^m,70 × 1^m,75 = 11^m,81. Coffre de cheminée détérioré.

Partout le carrelage est en mauvais état. Il y

(1) Nous rappelons que le cubage minimum d'une pièce habitée est de 14 mètres cubes.

règne une saleté repoussante, une très grande humidité et une odeur infecte.

Etage de la Fosse aux Lions: escalier n° 1, pas d'humidité à cet étage. N° 9, grandeur suffisante, éclairé sur la Fosse aux Lions, sale, puanteur asphyxiante.

N° 10. — Grandeur suffisante, éclairé sur l'allée.

N° 11. — (4 marches plus haut), sur le balcon ; cube $13^m,20$. Baies sur le balcon et sur l'allée.

N°s 12 et 13. — Même exposition et mêmes dimensions.

N° 14. — Chambre de trois lits. Elle est de grandeur suffisante, mais elle n'a ni air, ni jour directs. Sa seule fenêtre est dans un angle près de la porte et sous la saillie du balcon.

N° 15. — N'a pas de fenêtre. Elle a une cheminée et n'est fermée que par une porte grillée à jour.

N° 16. — Cabinet exigu, sans air ni jour direct.

N° 17. — Cabinet mesurant $1^m,60 \times 2^m,70 \times$

$2^m,20 = 9^m,46$, éclairé par une baie de $0^m,80$ sur $0^m,45$, sur la Fosse aux Lions.

Escalier n° 2.

Au 1er étage sur la 1re cour. — Trois cabinets n°s 19, 20, 21, mesurant chacun $2^m,02 \times 1^m,35 \times 2^m,70 = 8^m$.

N° 32. — De grandeur suffisante (sur la 1re cour).

N°s 30 et 31 adossés au précédent, au 2e sur la Fosse aux Lions, cubant $2^m,20 \times 1^m,40 \times 1^m,50 = 7^m,60$.

N° 22. — Eclairé sur l'allée, de grandeur suffisante.

N°s 23, 24, 25. — Cubant chacun $13^m,20$.

N°s 26 et 27. — Ont un éclairage direct. Le carrelage est absolument brisé.

N°s 28 et 29. — Cubent l'un 8 mètres, l'autre $9^m,46$.

Même palier sur le devant. Logement de Madame D. : une pièce sur la rue, plafond maculé et lézardé. Une pièce sur la cour, plafond en papier en mauvais état.

Chambre du marchand de vins sur la rue, en bon état.

Un cabinet sur la cour, où loge le garçon marchand de vins. — Il cube $1^m,80 \times 2^m,20 \times 2^m,80 = 10^m,78$.

Au 2e étage sur la cour, 3e étage sur la Fosse aux Lions.

N° 38. — Cabinet, cube 8 mètres, éclairé sur l'allée.

N° 39. — Cube 16 mètres, éclairé sur l'allée.

N° 59. — Cube $2^m,60 \times 2^m,05 \times 1^m,95 = 10^m,39$, éclairé sur la Fosse aux Lions.

N° 40. — Sur l'allée, grandeur suffisante.

N° 58. — Sur la Fosse aux Lions, cube $3^m \times 2^m,25 \times 2^m = 13^m,50$.

N°s 41 et 42. — Entre le balcon et l'allée, n'ont pas de baie sur cette dernière, ils cubent chacun $2^m,35 \times 2^m,20 \times 2^m,05 = 10^m,59$.

N° 43. — Cabinet, cube $2^m,30 \times 2^m,40 \times 2^m,10 = 11^m,50$, éclairé sur l'allée.

N° 44. — Chambrée de 3 lits plus 5 cabinets

portant les n°s 51, 52, 53, 54, 55, ouvrant sur cette chambrée.

La chambre mesure $2^m,50 \times 4^m,45 \times 2^m,10 = 23^m,36$.

Les cabinets cubent :

Les 51 et 52 chacun $7^m,60$. . .	$15^m,20$.
Les 53 et 54 chacun $4^m,80$. . .	$9^m,72$.
Le 55	$10^m,92$.
Chambres et cabinets. . . .	$59^m,20$.

Au fond de la chambre n° 44 est un petit escalier par lequel on arrive à une chambrée sous le toit, où se trouvent quatre lits, n°s 47, 48, 49 et 50.

Cette chambrée mesure $11^m,35$.

N° 56. — Cabinet peu éclairé, cube $1^m,51 \times 2^m,10 \times 1^m,95 = 6^m,41$.

N° 57. — Cabinet éclairé sur la Fosse aux Lions, en contre-bas du précédent, auquel il est contigu. Mesure $1^m,60 \times 2^m,60 \times 2^m = 8^m,32$.

Même palier sur le devant.

N° 60. —Chambre sans cheminée sur la 1re cour, mesure $1^m,62 \times 2^m,90 \times 2^m,95 = 13^m,86$.

N° 61. — Grande chambre avec cheminée sur la cour.

N° 62. — Cabinet, ni jour, ni air, cube $1^m,90 \times 2^m,95 \times 1^m,38 = 7^m,72$.

N° 63. — Chambre bien aérée sur la rue, contiguë à la précédente.

N°^{os} 64 et 65. — Deux chambres contiguës, de grandeur suffisante, sur la rue, avec cheminée.

N° 66. — Pièce allongée, très étroite, sombre, n'ayant qu'une baie arrondie sur l'escalier, inhabitable ; cube $1^m,10 \times 3^m \times 2^m,70 = 5^m,61$.

Au 3e étage :

N° 67. — C'est une espèce de chenil situé sous le rampant du toit. On y entre par une porte trapézoïde de $0^m,50$ de largeur ; le côté le plus haut a $1^m,52$, et le plus bas $1^m,16$. Cela cube $10^m,56$. L'éclairage et l'aération se font par une baie de 30×62. L'aire est en plâtre.

N° 68. — Cabinet sans cheminée, ne mesure que $2^m,85 \times 1^m,55 \times 2^m,72 = 11^m,89$.

N° 69. — Chambre sur la cour, contiguë à la précédente, grande, avec cheminée.

N° 70. — Cabinet exigu sans jour ni air.

N° 71. — Pièce sur le devant, saine et bien aérée.

N° 72 et 73. — Deux pièces sur le devant, dont une seule avec cheminée, mesurant chacune $11^m,15$.

N° 74. — Pièce allongée, mesure $1^m,10 \times 3^m,01 \times 2^m,70 = 5^m,61$ avec une baie à l'air libre très étroite.

Au 4e étage :

N° 76. — Cabinet sur la cour mesure $1^m,70 \times 2^m,80 \times 2^m,25 = 10^m,37$.

N° 77. — Chambre sur la cour, contiguë à la précédente, cube $12^m,18$.

N° 78. — Cabinet obscur et sans air.

N° 79. — Chambre sur la rue, contiguë au cabinet précédent.

N⁰ˢ 80 et 81. — Deux pièces sur la rue mesurent chacune $1^m,65 \times 2^m,70 \times 2^m,10 = 9^m,35$.

Il y a à quelques marches au-dessus du palier un ancien cabinet d'aisances, absolument obscur, qui a été fermé, mais qui pourrait être rétabli.

Au fond de l'allée, en contre-bas, est un corps de bâtiment de 4 étages.

N⁰ˢ 102. — Grande chambre au rez-de-chaussée, très humide, carrelage en mauvais état, cheminée, fenêtre sur l'allée.

A côté, est une sorte de hangar avec une aire battue.

En face du hangar, une courette de 2 mètres sur $1^m,50$, dont le pavage est dans le plus mauvais état. Il n'y a aucun moyen d'écoulement pour les eaux pluviales. Les murs de cette courette, ainsi que les murs des trois autres cours, sont très sales et couverts de moisissures. A la hauteur du sol du 1er étage est une partie inclinée recouverte de tuiles, qui contribue à augmenter l'humidité et l'insalubrité de cette courette.

Sous l'escalier dont l'entrée est en face du numéro 102, est un réduit servant de débarras à un chiffonnier en gros. Ce réduit est très humide et l'humidité remonte par capillarité jusqu'au premier étage. L'escalier est d'une saleté extrême et en très mauvais état ; les murs et piliers sont dégradés, le carrelage est brisé.

Au 1er étage :

N° 103. — Au-dessus du réduit susmentionné. Pièce assez grande, coffre de cheminée en mauvais état de fonctionnement. Bien aérée et très éclairée, mais très humide.

Nos 104 et 105. — Grandes pièces, très sales, carrelage et entre-vous en très mauvais état ; les hourdis se détachent du plafond. Pas d'humidité.

Au 2e étage :

N° 106. — Au-dessus du 103, cube 9m,61.

Nos 107 et 108. — Situés au-dessus des 104 et 105, sont dans le même état.

Au 3e étage :

Deux pièces 109 et 110 au-dessus des précédentes et en tout semblables.

Au 4ᵉ étage :

Grenier. — Il était habité autrefois. Il est actuellement plein de chiffons, l'escalier même en est rempli. Nous n'avons pu pénétrer que dans l'un des deux compartiments, et nous l'avons trouvé dans l'état suivant : il est éclairé par une grande fenêtre détériorée ; les chevrons sont brisés, les hourdis se détachent en larges morceaux. Le faux plancher menace ruine, il est soutenu par un boulin de 0ᵐ,05 et de 5 mètres de portée, qui plie sous le poids.

Escalier n° 4. — A l'autre extrémité de l'allée, sur la rue.

Au 1ᵉʳ étage :

N° 91. — Pièce assez grande, irrégulière, formant équerre au fond, munie d'une cheminée, éclairée par une grande fenêtre, dont la boiserie vermoulue est en partie brisée. Cette baie ouvre sur un hangar où se fait le triage des chiffons, et en reçoit en partie les émanations. La porte est démantelée, le carrelage est brisé.

Les nᵒˢ 89 et 90 sont éclairés par de larges fenêtres sur la rue, et munis de cheminées semblables à celles déjà décrites; les pièces ne sont pas humides. On voit qu'elles ont été garnies autrefois de papier de tenture. Malpropreté extrême.

Au 2ᵉ étage :

Nᵒ 94. — Même disposition que le nᵒ 91. Pas d'humidité, saleté sordide.

Nᵒ 92, sur la rue. — L'huisserie est brisée, elle est maintenue en place avec du plâtre.

Nᵒ 93. — Grandeur et aération suffisantes. Très sale.

Au 3ᵉ étage :

Nᵒ 97, sur le derrière. — Carrelage méconnaissable, lambris défoncé.

Nᵒˢ 95 et 96 sur le devant. — Sales, portes démolies.

Au 4ᵉ étage :

Nᵒ 98. — C'est une mansarde de forme bizarre,

qui cube 4^m,96, éclairée par un châssis à tabatière. Aire en plâtre, cheminée.

N° 99. — Autre mansarde, mesurant 8^m,10.

Dans tout ce corps de bâtiment, le carrelage, les portes, huisseries et fenêtres sont en très mauvais état.

Dans l'escalier, entre le 3e et le 4e, est un garde-fou vermoulu, qui tient à peine.

A chaque palier, la baie d'éclairage est grillée et, faute de plombs, recouverte d'ordures.

IV. — Ordonnance du 25 octobre 1883 concernant les logements loués en garni.

Il ne sera peut-être pas inutile après ces descriptions de faire connaître l'ordonnance de police du 25 octobre 1883, destinée à prévenir la reproduction de faits semblables, et dans tous les cas à permettre de les faire disparaître promptement. On remarquera que dans les considérants qui précèdent l'arrêté la question de salubrité est particulièrement visée, il y a trente ans on s'était exclusivement préoccupé de la sécurité :

Paris, le 25 octobre 1883.

Nous, Préfet de Police,

Vu l'ordonnance de police du 6 novembre 1778 ;

Les lois du 16-24 août 1790, et 19-22 juillet 1791 ;

Les arrêtés des consuls des 12 messidor an VIII et 3 brumaire an IX ;

La loi du 7 août 1850 ;

Les articles 471 § 15 et 474 du Code pénal ;

Les ordonnances de police du 15 juin 1832, concernant les aubergistes, maîtres d'hôtels garnis et logeurs et du 23 novembre 1853, concernant la salubrité des habitations;

L'ordonnance de police du 7 mai 1878, sur la salubrité des logements loués en garni ;

Considérant qu'il y a lieu de réviser, notamment au point de vue de l'hygiène, les prescriptions concernant les garnis ;

Ordonnons ce qui suit :

Article premier. — Sont considérés comme logeurs de profession et à ce titre sont astreintes à l'exécution des dispositions réglementaires ci-après, les personnes qui louent en garni tout ou partie d'une maison soit dans les termes et délais en usage pour les locations en garni, soit dans les termes déterminés par le droit commun pour les locations en général.

§ 1er. — INSTALLATION DES GARNIS

Art. 2. — Aucune maison ou partie de maison ne pourra être livrée à la location en garni qu'après une déclaration faite à la Préfecture de police.

Art. 3. — Cette déclaration devra être accompagnée :

1° De l'acte de naissance du déclarant ;

2° D'un certificat de résidence et de moralité délivré par le commissaire de police de sa circonscription ou par le maire de la commune ;

3° D'un extrait de son casier judiciaire délivré depuis un mois au plus :

4° D'un état indiquant le nombre des chambres devant être louées en garni ; avec leurs dimensions exactes, ainsi que le nombre des lits contenus dans chacune d'elles.

Art. 4. — Le logeur ne pourra recevoir des locataires qu'à partir du jour où il lui aura été délivré, par la préfecture de police, un récépissé de sa déclaration.

Art. 5. — Ce récépissé mentionnera les noms et prénoms du logeur, la rue et le numéro du garni, le nombre des pièces pouvant être louées et le nombre des locataires que chacune d'elles pourra contenir.

Il ne sera délivré que si le logeur présente, au point de vue de la moralité, des garanties satisfaisantes, et si les locaux proposés sont reconnus salubres dans les conditions ci-après.

Art. 6. — La déclaration doit être renouvelée toutes les fois que le garni sera tenu par un nouvel exploitant.

§ 2. — MESURES D'ORDRE

Art. 7. — Le logeur devra placer extérieurement et conserver constamment sur la porte d'entrée de la maison, un tableau indiquant que tout ou partie de la maison, est loué en garni ; les lettres de ce tableau ne devront pas avoir moins de 0^{m}08 de hauteur ; elles seront noires sur un fond jaune.

Art. 8. — Le logeur doit numéroter les appartements ou chambres meublés.

Art. 9. — Il est tenu d'avoir un registre pour l'inscription immédiate des voyageurs.

Ce registre doit être coté et paraphé par le commissaire de police du quartier (1).

(1) Code pénal, art. 73. Les aubergistes et hôteliers convaincus d'avoir logé, plus de vingt-quatre heures, quelqu'un qui, pendant son séjour, aurait commis un crime ou un délit, seront civilement responsables des restitutions, des indemnités et des frais adjugés à ceux à qui ce crime ou ce délit aurait causé quelque dommage, faute par eux d'avoir inscrit sur leur registre le nom, la profession et le domicile du coupable ; sans préjudice de leur responsabilité dans le cas des articles 1952 et 1953 du Code civil.

Le logeur le représentera à toute réquisition, soit aux commissaires de police qui le viseront, soit aux officiers de paix ou autres préposés de la Préfecture de Police qui pourront aussi le viser.

Ledit registre sera soumis, à la fin de chaque mois, au visa du commissaire de police du quartier.

Art. 10. — Il est défendu aux logeurs de donner retraite aux vagabonds, mendiants et gens sans aveu. Il leur est aussi défendu de recevoir habituellement des filles de débauche.

Code pénal, art. 154. — Les logeurs ou aubergistes qui sciemment inscriront sur leurs registres, sous des noms faux ou supposés, les personnes logées chez eux ou qui, de connivence avec elles, auront omis de les inscrire, seront punis d'un emprisonnement de six jours au moins et de 3 mois au plus.

Code pénal, art. 475. — Seront punis d'amende depuis 6 francs jusqu'à 10 inclusivement..... § 2, les aubergistes, hôteliers, logeurs ou loueurs de maisons garnies, qui auront négligé d'inscrire de suite et sans aucun blanc, s ur un registre tenu régulièrement, les noms, qualités, domicile habituel, dates d'entrée et de sortie de toute personne qui aurait couché ou passé une nuit dans leurs maisons, ceux d'entre eux qui auraient manqué à représenter ce registre aux époques déterminées par les règlements, ou lorsqu'ils en auraient été requis aux maires, adjoints, officiers ou commissaires de police, ou aux citoyens commis à cet effet; le tout sans préjudice des cas de responsabilité mentionnés en l'article 73 du présent code, relativement aux crimes ou délits de ceux qui ayant logé ou séjourné chez eux, n'auraient pas été régulièrement inscrits.

§ 3. — MESURES DE SALUBRITÉ .

Art. 11. — Le nombre des locataires qui pourront
être reçus dans chaque chambre sera proportionnel au
volume d'air qu'elle contiendra. Ce volume ne sera
jamais inférieur à 14 mètres cubes par personne. La
hauteur sous plafond ne devra pas être inférieure
à 2ᵐ5o.

Le nombre maximum des personnes qu'il sera permis de recevoir dans chaque pièce y sera affiché d'une
manière apparente.

Art. 12. — Le sol des chambres sera imperméable
et disposé de façon à permettre de fréquents lavages,
à moins qu'il ne soit planchéié et frotté à la cire ou
peint au siccatif.

Les murs, les cloisons et les plafonds seront enduits
en plâtre ; ils seront maintenus en état de propreté et,
de préférence, peints à l'huile ou badigeonnés à la
chaux.

Les peintures seront lessivées ou renouvelées au
besoin tous les ans.

On ne pourra garnir de papier que les chambres à
un ou deux lits et ces papiers seront remplacés toutes
les fois que cela sera jugé nécessaire.

Art. 13. — Les chambres devront être convenablement ventilées.

Les chambrées, c'est-à-dire les chambres qui con-
tiennent plus de quatre locataires, devront être pour-

vues d'une cheminée ou tout autre moyen d'aération permanente.

Art. 14. — Il est défendu d'admettre dans les chambrées des personnes de sexes différents.

Art. 15. — Il est interdit de louer en garni des chambres qui ne seraient pas éclairées directement ou qui ne prendraient pas air et jour sur un vestibule ou sur un corridor éclairé lui-même directement.

Art. 16. — Il est interdit de louer des caves en garni. Les sous-sols ne pourront être loués en garni qu'en vertu d'autorisations spéciales.

Art. 17. — Les cheminées et conduits de fumée doivent être établis dans de bonnes conditions au point de vue du danger d'incendie. Les conduits auront des dimensions ou des dispositions telles que la chaleur produite ne puisse être la cause d'une incommodité grave pour les habitants de la maison.

Les conduits seront, en outre, entretenus en bon état et nettoyés ou ramonés fréquemment. (*Ordonnance de police du 15 septembre 1875.*)

Art. 18. — Il n'y aura pas moins d'un cabinet d'aisance pour chaque fraction de vingt habitants.

Art. 18. — Ces cabinets, peints au blanc de zinc et tenus dans un état constant de propreté, seront suffisamment aérés et éclairés directement.

Un réservoir ou une conduite d'eau en assurera le nettoyage.

A défaut de réservoir ou de conduite d'eau, une désinfection journalière sera opérée au moyen d'une solution (1) dont quelques litres seront toujours laissés dans les cabinets.

Les cabinets devront être munis d'appareils à fermeture automatique. Si l'administration le juge nécessaire, un siphon obturateur sera établi au-dessous de cette fermeture.

Le sol sera imperméable et disposé en cuvette inclinée de manière à ramener les liquides vers les tuyaux de chute et au-dessus de l'appareil automatique.

Les urinoirs, s'il en existe, seront construits en matériaux imperméables. Ils seront à effet d'eau.

Art. 20. — Les corridors, les paliers, les escaliers et les cabinets d'aisance devront être fréquemment lavés, à moins qu'ils ne soient frottés à la cire ou peints au siccatif, ainsi que cela a été prescrit pour les chambres. (*Art.* 12).

Les peintures seront de ton clair.

Art. 21. — Les plombs munis d'une fermeture hermétique, lavés et désinfectés souvent.

Les gargouilles, caniveaux et tuyaux d'eaux pluviales et ménagères seront entretenus avec le même soin.

Art. 22. — Chaque maison louée en garni sera pourvue d'une quantité d'eau suffisante pour assurer la propreté et la salubrité de l'immeuble et pour subvenir aux besoins des locataires.

Art. 23. — Un service spécial d'inspecteurs de la

(1) Par exemple, le chlorure de zinc, à raison de 50 gr. par litre d'eau.

salubrité des garnis est chargé de s'assurer que les conditions exigées par la présente ordonnance sont remplies. Les logeurs sont tenus de les recevoir aussi souvent qu'ils se présenteront.

Art. 24. — Toutes les fois qu'un cas de maladie contagieuse ou épidémique se sera manifesté dans un garni, la personne qui tiendra ce garni devra en faire immédiatement la déclaration au commissariat de police de son quartier ou de sa circonscription, lequel nous transmettra cette déclaration.

Un médecin délégué de l'administration ira constater la nature de la maladie et provoquer les mesures propres à en prévenir la propagation.

Le logeur sera tenu de déférer aux injonctions qui lui seront adressées à la suite de cette visite.

DISPOSITIONS GÉNÉRALES

Art. 25. — Le récipissé dont il est question à l'art. 4 ci-dessus pourra être retiré en cas de non exécution des prescriptions contenues dans la présente ordonnance.

Art. 26. — Lorsque le logeur cessera d'exercer sa profession, il devra immédiatement déposer au commissariat de police de son quartier ou de sa circonscription le récipissé de sa declaration et le registre mentionné à l'art. 9 ci-dessus.

Art. 27. — Sont abrogées toutes les dispositions des ordonnances antérieures qui seraient contraires aux dispositions de la présente.

Art. 28. — Les maires et les commissaires de police des communes du ressort de la Préfecture de Police, les commissaires de police de Paris, le chef de la police municipale et les autres préposés de la Préfecture de police sont chargés, chacun en ce qui le concerne, de tenir la main à l'exécution de la présente ordonnance.

V. — Faut-il modifier l'ordonnance de police du 25 octobre 1883 sur les logements loués en garnis, à Paris.

Le progrès réalisé grâce à cette ordonnance a été considérable, d'autant qu'elle a été suivie de la création d'un service d'inspecteurs architectes et médecins qui, du 25 juillet 1883 à la fin de 1884, ont visité au point de vue sanitaire 8,000 immeubles livrés en totalité ou en partie à la location en garni à Paris.

Ce chiffre comprend 3,000 garnis anciens et 5,000 garnis nouveaux fondés par les déclarants eux-mêmes, ou simplement soumis à la formalité de la déclaration et de la visite préalables, par suite de mutations survenues dans leur exploitation.

Dans beaucoup de cas on s'est trouvé en présence de réduits infects, où l'encombrement était porté à ses dernières limites, et où la malpropreté avait successivement envahi toutes les parties de la maison. Deux ou trois visites ont été souvent nécessaires pour assurer l'exécution des mesures d'assainissement prescrites. Le service d'inspection sanitaire des garnis est arrivé à réaliser dans ces logements des améliorations notables ; aussi par une délibération en date du 30 décembre 1884, le Conseil municipal de Paris portait le nombre des inspecteurs à quatorze, dont dix inspecteurs titulaires et quatre inspecteurs suppléants, et le 17 avril 1889 il votait de nouveaux crédits pour la création de cinq nouveaux inspecteurs, dont quatre pour la ville de Paris et un pour les communes suburbaines.

Est-ce à dire que ces mesures aient été également bien accueillies par tous ; évidemment non, et au mois d'avril 1887 la chambre syndicale des hôteliers-logeurs de Paris réclamait du Conseil municipal l'abrogation de cette ordonnance et de celle de 1878 qu'elle avait complétée.

La 7ᵉ commission du Conseil, bien inspirée, proposa de passer à l'ordre du jour sans s'arrêter sur la pétition de la chambre syndicale, et demanda au préfet de police de rendre obligatoire pour les logeurs en garni l'apposition, soit à la porte de la chambre, soit dans un endroit apparent, d'une plaque indiquant le nombre maximum de locataires que peut recevoir cette chambre. — Et... tout fut dit.

Mais voici l'ouverture de la période électorale qui approche, et certains industriels qui vivent de l'exploitation des pauvres diables soit en leur vendant des denrées falsifiées, soit en leur louant de mauvais logements, saisissent les corps élus de leurs doléances. Ils estiment ce moment favorable pour tenter d'obtenir quelque atténuation aux ordonnances, aux règlements administratifs qui les gênent dans l'exercice de leur coupable industrie.

Leurs denrées sont excellentes, les logements mis en location d'une salubrité irréprochable ; ils se posent en victimes, voire même en philanthropes méconnus, et alors on fait campagne contre le laboratoire municipal, le service d'inspection des garnis, etc...

Il n'y a rien là qui nous étonne, mais ce qui ne laisse pas de nous surprendre, c'est que les élus s'arrêtent un instant à ces plaintes, alors qu'il leur serait facile de se renseigner sur le peu de fondement des réclamations produites contre des mesures tutélaires de la santé publique, et d'opposer à ces réclamations la question préalable.

C'est ce que n'a pas fait un des membres écoutés du Conseil municipal, M. Donnat, avant de lui soumettre, dans la séance du 11 mars 1890, le rapport suivant sur une pétition de la chambre syndicale des hôteliers-logeurs :

Les hôteliers-logeurs ont adressé une pétition au

Conseil municipal pour appeler son attention sur l'application qui leur est faite de l'ordonnance de police du 25 octobre 1883.

Cette pétition est plutôt un exposé de doléances qu'une demande formelle, sauf sur un point. C'est ce qui ressort de leur mémoire et plus encore de la déposition qu'ils ont faite devant la deuxième Commission.

Ils ne contestent nullement l'utitité des mesures prises en vue de l'hygiène et de la salubrité publiques; ils se déclarent prêts à s'y conformer en ce qui les concerne. Mais ils demandent qu'on use de quelque tolérance envers ceux de leurs collègues dont les baux de location sont antérieurs à l'ordonnance précitée. Ils insistent surtout pour que la préfecture de police n'exige pas d'eux seulement des réparations qui, en droit et en équité, incombent à leurs propriétaires.

Examinons d'abord ce point :

Réparation des locaux. — Les art. 11, 18, 19, 21 et 22 de l'ordonnance du 25 octobre 1883 exigent :

Que la hauteur des chambres sous plafond ne soit jamais inférieure à $2^m,5o$;

Qu'il existe dans le garni un cabinet d'aisances pour vingt habitants ;

Que ces cabinets soient éclairés directement ;

Qu'ils aient une conduite d'eau ou un réservoir pour en assurer le nettoyage, etc. ;

Du Mesnil, Hab.   6

Que les plombs soient munis d'une fermeture hermétique, etc. ;

Que chaque maison louée en garni soit pourvue
d'une quantité d'eau suffisante pour assurer la propreté
et la salubrité de l'immeuble.

Si la Commission d'hygiène de la préfecture de
police constate que ces prescriptions ne sont pas obser-
vées dans un garni, elle ordonne immédiatement la
fermeture des locaux qui y échappent. L'hôtelier se
voit ainsi privé d'une partie, quelquefois fort importante, de son exploitation.

Les réclamants invoquent à la fois l'usage et le Code
civil, qui mettent les réparations locatives à la charge
des locataires et les grosses réparations à la charge du
propriétaire.

L'article 1720 du Code dit :

« Le bailleur est tenu de délivrer la chose en bon
état de réparations de toute espèce. »

Et l'art. 1721 :

« Il est dû garantie au preneur pour tous les vices
ou défauts de la chose louée qui en empêchent l'usage,
quand même le bailleur ne les aurait pas connus lors
du bail. S'il résulte de ces vices ou défauts quelque
perte pour le preneur, le bailleur est tenu de l'indemniser. »

Dès lors, ajoutent les pétitionnaires, pourquoi l'administration exige-t-elle du locataire seul la stricte application des articles susvisés de l'ordonnance de 1883?
Pourquoi ne met-elle pas le propriétaire en demeure
d'effectuer les grosses réparations qui lui incombent ?

Pourquoi, en agissant ainsi, va-t-elle jusqu'à placer l'hôtelier-logeur dans cette alternative de recevoir de l'administration l'ordre de réparer la maison, et de son propriétaire la défense d'y toucher ?

Arguera-t-on que le preneur peut toujours se retourner en pareil cas contre le bailleur et lui demander d'agir en son lieu et place ou de l'indemniser ?

La tentative peut être faite ; elle conduit à des procès longs et coûteux ; avant qu'ils soient jugés, les contraventions pleuvent sur l'hôtelier-logeur ; son garni reste partiellement fermé, et, alors même que les tribunaux lui donnent gain de cause, il court grand risque de se trouver ruiné.

Qu'est-ce donc si le procès est perdu ? Et le cas n'est point rare. En effet, si l'ordonnance de 1883 s'applique aux locations en garni, c'est la loi du 13 avril 1850 qui est applicable aux locations ordinaires.

Cette loi est loin d'offrir les exigences que renferme l'ordonnance de police ; elle ne prescrit ni les 14 mètres cubes d'air, ni la hauteur de $2^m,50$ sous plafond, ni l'aération directe, ni ce qui concerne les cabinets d'aisances, les plombs et les égouts.

C'est la Commission des logements insalubres qui veille à son exécution, tandis que l'ordonnance de 1883 est sous la sauvegarde de la Commission d'hygiène de la préfecture de police.

. Le propriétaire ne loue pas en garni ; il est peut-être en règle avec la première; c'est à l'hôtelier-logeur de s'arranger avec la seconde. Ce que l'une défend, l'au-

tre le tolère ; celle-ci refuse comme insalubre ce que
celle-là a accepté.

L'hôtelier-logeur est le plus souvent victime de ces
diversités d'appréciation et de procédés. Il réclame une
règle unique ; il demande qu'un règlement uniforme
s'applique au bailleur comme au preneur.

C'est dans les maisons, dans les vieilles habitations
notamment, qui ne sont pas louées en garni que se
rencontrent souvent les conditions les plus mauvaises
au point de vue de l'hygiène.

Elles subsistent cependant, à moins que les locaux
soient loués en garni. Les meubles dont on pourvoit
ces locaux ajoutent-ils donc quelque chose à leur insalubrité ? Ne serait-il pas juste de traiter toutes les
demeures sur le pied d'égalité ?

En attendant qu'il y ait une seule loi et une seule
Commission, les pétitionnaires se bornent à demander
ceci au Conseil municipal, à savoir :

Que la Commission d'hygiène de la préfecture de
police se mette d'accord, dans chaque cas particulier,
avec la Commission des logements insalubres, de telle
sorte que les sommations soient adressées au propriétaire en même temps qu'au locataire.

La deuxième commission a considéré comme légi-
time ce désir manifesté par les hôteliers-logeurs.

II. *Volume d'air*. — L'article 11 de l'ordonnance de
1883 est ainsi conçu :

« Le nombre des locataires qui pourront être reçus
dans chaque chambre sera proportionnel au volume

d'air qu'elle contiendra. Ce volume ne sera jamais inférieur à 14 mètres cubes par personne. La hauteur sous plafond ne devra pas être inférieur à 2^m,5o. »

Les pétitionnaires demandent une certaine tolérance administrative en ce qui concerne cette prescription. Ils désirent qu'on tienne compte de la situation des chambres, éclairées par la rue ou par une cour, de leur aération par une grande fenêtre ou par une simple tabatière, etc. Ils réclament surtout en faveur de ceux d'entre eux dont les baux sont antérieurs à 1883, et qui ne peuvent, comme nous venons de le dire, eux, simples locataires, ni modifier les cloisons de leurs appartements, ni en surélever les plafonds. Ils ajoutent que des prescriptions moins rigoureuses profiteront aux petits locataires ; car, si on leur supprime leurs pièces, les logeurs devront reporter sur les autres chambres les locations qui viennent à manquer. C'est pourquoi, disent-ils, des pièces qui étaient louées 3 francs et 3 fr. 5o par semaine, se louent actuellement 4 fr. 5o et 5 francs, au détriment de la population la plus nécessiteuse.

Ordonnance de 1778. — Enfin les pétitionnaires font remarquer en passant, que l'ordonnance de police du 6 novembre 1778 est quelque peu surannée, et qu'il est préférable de n'en point abuser. Cette ordonnance défend aux hôteliers de sous-louer des chambres à des filles de débauche, sous peine de 400 livres d'amende, de souffrir dans les chambres particulières des hommes et des femmes prétendus mariés, s'il n'ont pas présenté l'acte de leur mariage ou s'ils ne l'ont fait certifier par écrit par des gens notables et dignes de foi, et cela à peine de 200 livres d'amende.

Il est de toute évidence que des restrictions semblables ne sont plus dans nos mœurs, et qu'avec les facilités actuelles de communication elles ne sauraient y être restées.

On ne voyage plus avec son acte de mariage ; l'hôtelier de la place du Havre logeant une prétenduc ouvrière ne peut être mis en contravention parce que cette fille aura été arrêté comme se prostituant à la Bastille.

Sous le bénéfice des observations qui précèdent nous avons l'honneur, Messieurs, de vous soumettre le projet de délibération suivant.

Paris, le 2 février 1890.

Le rapporteur,

Léon Donnat.

PROJET DE DÉLIBÉRATION

Le Conseil,

Vu la pétition des hôteliers-logeurs,

Vu la loi du 13 avril 1850 et l'ordonnance du 25 octobre 1883,

Emet le vœu :

Que la Commission d'hygiène de la préfecture de police, constatant l'insalubrité d'un garni et la nécessité de grosses réparations, se mette d'accord avec la

Commission des logements insalubres pour que la sommation relative à ces réparations soit adressée au propriétaire de l'immeuble en même temps qu'à l'hôtelier-logeur.

Le rapport de M. Donnat et la délibération du Conseil municipal visent un service qui n'existe pas, c'est-à-dire la Commission d'hygiène de la préfecture de police chargée de veiller à la salubrité des garnis.

Il y a, comme nous l'avons dit plus haut, un service d'inspection des garnis chargé de l'application de l'ordonnance de 1883 et qui fait exécuter les mesures de salubrité édictées par elle.

Il y a bien aussi à la préfecture de police un Conseil de salubrité de la Seine, mais dont les attributions sont réglées par un arrêté du gouvernement du 18 décembre 1848 et qui n'a rien à voir dans la surveillance sanitaire des garnis.

Les logeurs et avec eux M. Donnat, demandent, que les garnis soient soumis au régime commun en ce qui a trait au cubage d'air, à la hauteur des plafonds. Ne voyant pas que le mode de location avec ou sans meubles puisse changer les conditions d'hygiène d'un logement, ils disent : pourquoi exiger spécialement de nous un minimum de 14 mètres cubes d'air, une hauteur de plafond minima de $2^m,50$?

Les réclamants ignorent que c'est précisément là le droit commun, qu'il existe une ordonnance de police du 23 novembre 1853 concernant la salubrité des habitations à Paris, qui n'est du reste que la reproduction de celle du 20 novembre 1848 et qu'il est dit, dans l'instruction qui y est annexée, que dans les chambres *le nombre des lits doit être autant que possible proportionné à l'espace du local, de sorte que dans chaque chambre il y ait au moins 14 mètres cubes d'air par individu indépendamment de la ventilation.*

Ils semblent ignorer aussi qu'un décret du 27 juillet 1859 impose à tout constructeur de donner au minimum $2^m,60$ d'élévation à toute pièce destinée à être habitée.

On a donc appliqué aux logements garnis le droit commun et rien de plus.

Les pétitionnaires et le rapporteur demandent que le propriétaire soit tenu de faire les réparations exigées pour mettre son immeuble en règle avec l'ordonnance de police de 1883, et qu'il soit compris dans les poursuites en même temps que l'hôtelier. Ils insistent pour que les hôteliers-logeurs soient justiciables, comme tous autres, de la Commission des logements insalubres, et non de ce qu'ils appellent la Commission d'hygiène de la préfecture de police, c'est-à-dire du service de l'inspection des garnis, ou tout au moins que ces deux commissions se mettent d'accord pour comprendre le propriétaire dans leurs poursuites.

En fait, ce qu'on demande est pratiqué d'une façon constante, et l'erreur commise vient évidemment d'une connaissance imparfaite des faits et de la législation.

Une maison louée en garni est à la fois

une habitation et un établissement industriel.

L'habitation, au point de vue de ses dispositions intérieures, tombe, comme toute autre quand son installation est répréhensible au point de vue de la salubrité, sous le coup des prescriptions de la Commission des logements insalubres (13 avril 1850).

Mais si les causes d'insalubrité qu'on y constate sont inhérentes non pas à l'immeuble mais à l'usage qui en est fait par celui qui y exerce son industrie, c'est à lui que s'adresse la préfecture de police, service de l'inspection des garnis, en vertu de l'ordonnance de 1883.

Aujourd'hui, quand un garni est signalé comme insalubre il est visité par le service de l'inspection, et alors deux parts sont faites :

Tout ce qui est relatif aux causes d'insalubrité inhérentes à l'immeuble est renvoyé à la Commission des logements insalubres ;

Ce qui a trait aux contraventions à l'ordonnance de police du 25 octobre 1883, c'est-à-dire

à l'industrie exercée dans l'immeuble, est prescrit
par le service sanitaire des garnis.

Les deux délinquants sont donc poursuivis paral-
lèlement, mais pour des causes d'insalubrité différentes comme nous venons de le dire, et le résultat désiré est atteint.

Si au contraire il est entré dans la pensée du
Conseil municipal de poursuivre à la fois le propriétaire et le logeur, nous ferons remarquer
qu'avec ce mode de procéder on pourrait ne pas
aboutir. En effet les logeurs sont justiciables du
tribunal de simple police et peuvent être condam-
nés rapidement à l'exécution des mesures prescrites, tandis que les propriétaires bénéficient toujours des lenteurs de la loi de 1850 qui, en outre,
n'autorise pas l'exécution d'office.

Il n'en saurait être autrement. Pour nous qui
avons visité beaucoup de garnis et parmi les
plus mauvais, ceux de la rue Sainte-Marguerite à une certaine époque, il est évident que
dans les établissements de cet ordre l'insalubrité

des logements est trop souvent le résultat de l'avidité du logeur et constitue un véritable abus de jouissance. Le propriétaire a livré un immeuble ayant de vastes chambres aux différents étages, avec des mansardes sous les combles ; l'hôtelier a pratiqué pour les besoins de son industrie des divisions dans ces grandes pièces, il les a fragmentées en trois, quatre petits cabinets sans même parfois pousser les séparations jusqu'à la hauteur du plafond, ne laissant à l'habitant qu'une moitié de fenêtre, quelquefois pas du tout.

De mansardes qui servaient antérieurement de débarras, aux locataires des étages, etc., il a fait des cabinets habités, et on prétendrait poursuivre de ce chef le propriétaire de l'immeuble ? On n'y saurait songer, et on ne trouverait certainement pas une juridiction qui consentirait à lui faire porter la faute du mauvais usage qui est fait de sa propriété par le locataire qui en jouit.

Dans ces cas, et ils sont nombreux, le logeur, le logeur seul doit être frappé.

Il doit être frappé, et l'exécution doit être prompte. On sait les lenteurs considérables de la procédure dans les questions de logements insalubres : trois, quatre années ne suffisent pas toujours pour épuiser tous les recours que peut former le propriétaire contre les prescriptions qui lui sont faites, en vertu de la loi de 1850. Les hygiénistes sont unanimes à protester contre ces lenteurs préjudiciables à la santé publique.

Dans les garnis il faut pouvoir agir plus rapidement, surtout dans ceux où la densité de la population est grande, où elle est agglomérée dans certaines conditions d'indigence extrême, de débilité physique caractérisée, qui font que ces logements ont été partout et de tout temps considérés comme les foyers de pestilence des grands centres de population.

Les logeurs s'accommoderaient parfaitement de jouir des facilités que leur offre la loi de 1850 pour perpétuer un état de choses nuisible à la santé de ceux qui les habitent et à la salubrité publique. Le devoir de l'autorité est de ne pas s'y prêter, et cela dans l'intérêt des locataires qui, on nous l'accordera bien, ont eux aussi quelque droit à la sollicitude des pouvoirs publics.

L'ordonnance du 25 octobre 1883 doit être affichée dans les garnis, c'est à ceux qui s'en rendent acquéreurs d'en prendre connaissance ; ils le peuvent et ils le doivent, et de s'assurer si l'immeuble qu'ils vont exploiter remplit les conditions nécessaires pour qu'ils exercent leur industrie sans être inquiétés.

On réclame aussi dans cette pétition une certaine tolérance pour les hôteliers-logeurs installés avant l'ordonnance de 1883. Elle s'est pratiquée jusqu'ici dans une limite que les hygiénistes ont parfois regrettée ; il suffit de visiter aujourd'hui encore certains garnis des quartiers excentriques pour s'en convaincre. Mais que demain une épidémie apparaisse, et nous n'hésiterons pas à réclamer l'application énergique, radicale, d'une ordonnance à l'exécution de laquelle Paris doit, depuis quel-

ques années, la diminution de la mortalité par certaines maladies épidémiques dans une large mesure.
Il n'y a pas lieu de la modifier au gré de ceux qui
par leur incurie, leur rapacité, l'ont rendue nécessaire.

VI. — Un mot sur la situation en Allemagne.

Depuis 1870, certains d'entre nous trouvent de
bon goût de nous opposer à tous propos et souvent hors de propos l'exemple de nos voisins, qui
depuis qu'ils nous ont fait payer la rançon de nos
erreurs et de nos fautes, auraient acquis, paraît-il,
toutes les supériorités.

A l'endroit des garnis, tout au moins, la supériorité ne serait pas décisive, si nous en croyons
les descriptions données aux réunions de l'Association allemande pour l'hygiène publique tenues
l'une à Stuttgard en 1879, l'autre à Hambourg en
1880.

En les lisant, on est convaincu qu'en Allemagne,

dans les logements d'ouvriers, la situation hygiénique est au moins aussi mauvaise que chez nous, mais que l'état moral y est pire.

Dans la traduction fort intéressante qu'en a faite le Dr Bex, nous trouvons en effet le fragment suivant du rapport de Pistor au congrès de Stuttgard (1) :

Dans les districts industriels de la Westphalie, de la Prusse rhénane et de la Silésie, il n'est pas rare de voir les sous-locataires coucher dans la même pièce que la famille qui les loge, lors même que celle-ci compte de grandes filles au nombre de ses enfants. Lorsque les sous-locataires couchent dans une autre pièce, la porte de communication reste ouverte...

Il importe peu à ces gens élevés dans le désordre et la saleté, dit Pistor, de n'avoir, pour un loyer relativement cher, d'autre couche qu'une banquette de poêle, ou une botte de paille sur un sol d'argile battue.

Certaines familles logent de six à huit locataires qu'elles mettent coucher tantôt avec elles dans leur seule pièce, qui est exiguë, basse, sordide, tantôt dans une misérable cave, tantôt enfin dans un galetas situé

(1) Voir Bex, *Les logements ouvriers en Allemagne* (*Annales d'hygiène publique*, 1882, tome VIII, p. 97).

sous le rampant du toit. Entassés les uns contre les autres sur de la paille, ces coucheurs respirent une atmosphère indescriptible en disposant tout au plus chacun de 2 1/2 à 3 mètres 1/2 cubes d'air.

On devine tout ce que cette promiscuité entre la famille du logeur et ses locataires peut entraîner d'immoralité d'autant plus que souvent le chef de la famille va travailler la nuit et le locataire le jour.

Il n'est pas rare alors de voir la syphilis transmise à la femme et ensuite par cette dernière à son mari ou bien encore à des jeunes filles de onze à quatorze ans qui ont eu, du consentement de leurs parents, des rapports sexuels avec les locataires de nuit. Assez souvent le mari autorise des relations adultères entre sa femme et ses hôtes. On prétend même que dans la Prusse rhénane beaucoup de contrats de sous-location prévoient cyniquement ce cas, en stipulant une rétribution payée en espèces sonnantes.

Dans aucun des bouges que nous avons visités en détail à Paris, nous n'avons trouvé trace de cette industrie interlope qui existe en Allemagne. Les logeurs de nos taudis rançonnent trop souvent à outrance leurs locataires, ce sont quelquefois des maîtres durs, exigeants, mais nous n'avons jamais vu, même dans les plus sinis-

Du Mesnil, Hab.   7

tres de ces repaires, que le loueur n'eût pas son chez soi, plus ou moins confortable, installé tout à fait indépendamment de son industrie. Il exploite ses locataires, il n'est pas leur entremetteur.

———

VII

LA CITÉ JEANNE-D'ARC

De 1869 à 1872, les habitants du XIIIe arrondissement ont vu s'élever non loin du boulevard
de la Gare un groupe de constructions d'une hauteur uniforme de 17^m,50.

Le terrain, sur lequel ces maisons massives
sont assises, a une superficie de 4,500 mètres avec
deux façades sur la voie publique, l'une de 27 mètres, sur la rue Nationale, la seconde de 75 mètres
sur la rue Jeanne-d'Arc où la raffinerie Say lui
fait vis-à-vis.

Ces immeubles sont séparés les uns des autres
par une allée qui va de la rue Jeanne-d'Arc à la

rue Nationale, et par des impasses ayant à peine cinq mètres de largeur.

A l'époque de nos premières visites, la *Cité Jeanne-d'Arc* comptait une population de 2,000 habitants distribués dans les 1,200 logements de ces dix maisons. Or étant données les conditions de premier établissement, d'agencement et d'entretien de ce groupe nous eûmes dès l'abord la certitude qu'il était l'un des foyers d'insalubrité les plus inquiétants de Paris.

La commission d'hygiène du XIIIe arrondissement s'est émue lorsqu'elle a vu s'élever cette immense bâtisse où se montre à la fois l'inexpérience du constructeur et son mépris absolu des règles de l'hygiène.

La commission du XIIIe arrondissement ne s'est malheureusement préoccupée que de la question de sécurité; il est dit en effet dans son procès-verbal du 28 mars 1870 que M. X... fait construire rue Jeanne-d'Arc des habitations extrêmement vastes qui ont donné des craintes au

point de vue de la solidité, mais qu'après examen
la commission, tout en constatant l'extrême légèreté
des constructions, déclare qu'elles ne paraissent
pas présenter *quant à présent* de causes d'insalubrité.

Dès 1877, la Commission des logements insalubres fut saisie de plaintes graves, fondées sur des
faits qui s'étaient passés dans cette cité.

En 1879, une enquête générale a été prescrite
pour vérifier les causes premières d'une épidémie de
variole qui y exerçait ses sévices. Les commissaires
nommés furent MM. Hudelo, Sinaud, Legay, Bona-
mant, Du Mesnil, et nous avons eu l'honneur d'être
chargé du rapport dont nous allons donner les
passages les plus significatifs. On y trouvera résu-
mées nos impressions communes dans leur plus
consciente sincérité. Nous avons en effet tout vu,
et nous n'hésitons pas à dire que cette inspection
détaillée fut une tâche d'autant plus ingrate,
que les encouragements qui nous accompagnaient
étaient médiocres. Notre zèle n'était point agréable

à tous, nous le savions de source certaine ; par-
dessus tout nous n'apercevions que dans un loin-
tain très distant l'espoir de voir se réaliser les
améliorations que nous jugeons les plus nécessaires à l'intérêt public. Nos constatations portent la date du 14 juillet 1879 ; elles sont donc
déjà vieilles de dix ans.

Dans la cité Jeanne-d'Arc, le sol macadamisé
des allées et les trottoirs qui les bordent, autrefois
recouverts en ciment, sont absolument dégradés ;
on y trouve de place en place des excavations
dans lesquelles les eaux pluviales et ménagères
croupissent et se putréfient.

Aucune des façades ou ravalement des bâtiments n'a reçu jusqu'à présent ni une peinture à
l'huile, ni un badigeonnage, pas plus dans les
allées ou impasses, que sur les rues Jeanne-d'Arc
et Nationale. Il en résulte que les matières orga-
niques en suspension dans l'atmosphère s'atta-
chent à la surface des murs, y fermentent et con-
tribuent à l'infection de l'air.

Les cages d'escalier, à l'exception de celle du
n° 2 de l'immeuble 81 rue Jeanne-d'Arc, sont
très sombres, du moins aux trois premiers étages,
et leur malpropreté est en raison directe du peu
de jour qui y pénètre. L'infection des escaliers
part du rez-de-chaussée, où s'ouvrent les caves
renfermant des appareils filtrants, qui sont mal
entretenus et peu surveillés. C'est ainsi que dans
les maisons cotées sous les nᵒˢ 71, 73 et 77 rue
Jeanne-d'Arc, on constate que les appareils débor-
dent et que les matièrcs fécales couvrent de larges
espaces dans les caves. Il y a plus d'une année que
nous avons déjà noté ce fait dans cette même
cité.

Des caves, l'infection se propage dans toute la
hauteur de l'immeuble par les cabinets d'aisance
de chaque étage qui sont tous à trous béants ; un
certain nombre, d'une malpropreté extrême, sont
dépourvus de portes, leurs murs sont souillés et
plombés.

Dans les bâtiments n° 8 (25, rue Nationale) et

n° 9 (27, même rue), rue Jeanne-d'Arc, 71, 73, 76, 77 et 79, il existe un vice de construction qui fait que les cabinets d'aisance n'infectent pas seulement les logements par les cages d'escalier mais encore directement. En effet, aux deux extrémités d'une cour tout en longueur sont à chaque étage des logements en retour d'équerre, dont l'unique croisée s'ouvre sur cette cour perpendiculairement à sa longueur. Immédiatement en retour d'équerre dans la façade longeant cette cour, à une distance de moins d'un mètre et en contre-bas de l'unique croisée dont nous parlons plus haut, se trouvent les châssis des cabinets d'aisance et les croisées de l'escalier. Par suite de cette disposition, l'air vicié qui s'échappe de ces cabinets est inévitablement aspiré en grande partie par la croisée. Aujourd'hui qu'au delà de cette cour, il n'existe que des murs de clôture sans constructions, et que de vastes terrains s'étendent à droite et à gauche, cette disposition vicieuse ne fait pas encore sentir tous ses effets, mais elle deviendra d'une extrême gravité quand des constructions seront établies dans le voisinage.

Au n° 2 du n° 81 de la rue Jeanne-d'Arc, les privés, au 2ᵉ, 3ᵉ, 4ᵉ et 5ᵉ étages présentent cette particularité, qu'ils sont installés dans une pièce très vaste, dont on a enlevé les fenêtres sans les remplacer. Ces cabinets d'aisance prennent air et jour par cette large baie sur une petite courette. De la fenêtre percée symétriquement en face dans le bâtiment parallèle qui en est séparé à peine par deux mètres, la vue plonge dans ces privés. La pluie et la neige y pénètrent.

Dans tous les escaliers, excepté dans celui qui dessert le n° 2 de l'immeuble côté 81 rue Jeanne-d'Arc, se trouve à droite et à gauche de chaque palier un couloir sombre où l'on circule à tâtons; il donne accès de chaque côté à 5 logements se composant de une ou plusieurs pièces, suivant les réunions consécutives qui ont été faites par les locataires. Les escaliers de l'immeuble n° 77, éclairés sur la cour intérieure, sont assombris par

les portes des privés qui se développent extérieurement et qui viennent battre sur les croisées.

Tous ces logements, à tous les étàges, excepté
au 1er du n° 81 rue Jeanne-d'Arc, qui est occupé
par un garni bien tenu, présentent les causes
d'insalubrité suivantes :

Les plafonds sont sales, les papiers tombent en
lambeaux, et sur leurs débris des insectes de toute
nature ont élu domicile.

Les planchers sont recouverts d'une couche
épaisse de malpropreté.

Dans les uns ce sont les panneaux des portes
qui manquent, ailleurs ce sont les vitres qui font
défaut aux fenêtres ; ailleurs enfin on ne peut
ouvrir les fenêtres par suite du mauvais état des
ferrures et de la menuiserie.

Beaucoup de cheminées sont brisées, leurs
montants non remplacés. Certains logements sont
traversés par des tuyaux de descente d'eaux ménagères.

Dans plusieurs des corps de bâtiment, les plafonds des logements du 5e étage sont traversés par la pluie, et rendus humides par suite de la disparition du vitrage des châssis à tabatière, qui éclairent les logements lambrissés du 6e étage.

Au 6e étage, des logements habités, notamment le n° 109, dans l'escalier 2 de la maison portant le n° 81, rue Jeanne-d'Arc, ont leurs enduits crevassés, les plafonds traversés par les eaux pluviales. Rien ne peut égaler la malpropreté sordide des murs et plafonds des logements n° 9.

Les divers corps de bâtiments de la cité Jeanne-d'Arc sont séparés par des cours et ruelles de dimensions variables et d'une insalubrité uniforme ; le sol formé d'un enduit en mauvais état est fendu, crevassé, boursouflé. Les eaux ménagères n'ont aucun écoulement et leur déversement habituel par les fenêtres dans ces cours intérieures, accompagné de la projection des ordures de tous les logements de chaque étage, crée dans chacune d'elles un foyer d'infection permanent qui est, paraît-il, quelquefois nettoyé depuis nos premières

visites, mais qui se reconstitue à la fin de chaque
journée.

Le sol des magasins à rez-de-chaussée est
encombré de matériaux de diverse nature et d'immondices. En plusieurs points il est défoncé par
suite des infiltrations d'eau.

Les devantures des boutiques sont en grande
partie effondrées et en état de ruine. Elles sont
remplacées par des planches mal jointes.

Dans chaque cour ou courette et surtout dans
l'une d'elles, où on avait conçu, paraît-il, l'idée
d'établir un marché à l'usage des habitants de la
Cité, il existe des chevrons qui semblent avoir
supporté une couverture aujourd'hui disparue,
mais dont les chéneaux actuellement sans usage
ont été conservés. Ces chevrons inutiles, quant à
présent, servent de support à des lambeaux de
vêtements, des chiffons jetés de tous les étages,
qui y restent suspendus et pourrissent. Les chéneaux, qui recevaient autrefois les eaux de ces
cours vitrées, servent aujourd'hui de réceptacle

aux détritus et aux ordures de toute nature qui y sont accumulés en grande quantité, et répandent des odeurs méphitiques infectant les logements. Il n'existe aucun moyen de dégager et par conséquent d'assainir ces chéneaux que l'on retrouve dans toutes les courettes intérieures.

Le passage qui mène de la rue Jeanne-d'Arc à la rue Nationale en traversant la cité est dépourvu d'eau; aucun des escaliers n'est éclairé.

Il n'existe dans la cité, à aucun des étages, une seule cuvette pour le déversement des eaux ménagères, ce qui explique dans une certaine mesure l'habitude prise par les locataires de jeter toutes les immondices par les fenêtres.

Nous avions, comme conclusion de notre enquête, demandé dans cette cité-caserne de l'eau, de l'éclairage, un nettoiement complet des immeubles, sur toutes leurs faces et dans toutes leurs parties. Nous disions qu'il fallait clore les logements, les couvrir, les assainir.

Le Conseil de salubrité de la Seine saisi de

cette affaire, à la même époque, à raison de l'é-
pidémie de variole, adoptait, dans sa séance du
8 avril 1879, le rapport ci-après de Delpech, qui
témoigne de l'accord complet de vues entre les
deux Commissions sanitaires de la ville de Paris,
sur l'insalubrité de ce groupe d'habitations.

La Commission nommée par le Conseil de salubrité à l'effet d'examiner quelles mesures pourraient être prises, dans l'intérêt de la santé publique,
à l'occasion de l'épidémie variolique développée
dans la cité Jeanne-d'Arc, rue Jeanne-d'Arc
(XIIIe arrondissement), s'est réunie le 7 août 1879,
au matin.

Assistés de M. le Commissaire de police des
quartiers de la Salpêtrière et de la Gare, MM. Cloëz,
Delpech et Paliard, membres de la Commission,
ont visité en détail la cité Jeanne-d'Arc, et en
particulier les chambres dans lesquelles des cas de
variole s'étaient manifestés.

Ils avaient pris connaissance du rapport de la
Commission des logements insalubres qui leur

avait été transmis, et du rapport de M. le Commissaire de police portant spécialement sur les cas de
variole qui, depuis deux mois ont frappé les habitants de la cité.

Il faut reconnaître, avec la Commission des logements insalubres, que la propreté et la salubrité de
ces locaux laissent beaucoup à désirer, et la Commission du Conseil ne peut qu'approuver les mesures
prescrites pour améliorer la situation. Il est inutile
ici d'insister sur ce point et la Commission s'occupera
plus spécialement des origines et de la marche de
l'épidémie de variole.

L'état d'insalubrité de la cité Jeanne-d'Arc n'a
exercé sur celle-ci qu'une influence secondaire. *Mais
elle a pu rendre plus graves les conséquences de la
maladie chez ceux qui en étaient atteints. Quant à la
propagation elle s'explique bien évidemment par l'accumulation de cette population pressée sur un étroit
espace, par son imprudence et son incurie.*

Nous avons pu, en questionnant la concierge du n° 81
qui a été frappée, remonter à l'origine de l'épidémie.

Le sieur D., ouvrier de la raffinerie Say, venait à la
fin de mai de faire ses vingt-huit jours comme réserviste. Il avait rapporté du régiment la variole qui se
développa presque immédiatement et dont il est maintenant guéri.

Le sieur G., âgé de 35 ans, demeurant au-dessus de

D., et dans le même escalier, venait visiter le malade. Il contracta la variole et alla mourir à la Pitié.

L'enfant H., habitant au deuxième étage, âgé de 10 mois et non vacciné, fut pris à son tour et succomba.

Au même étage, mais dans la maison voisine, séparée seulement par le mur mitoyen, l'enfant L., âgé de 4 mois et encore allaité, fut bientôt atteint de variole et d'une manière mortelle. Sa mère, frappée avant lui, a guéri.

Dans cette même maison le sieur A., âgé de 22 ans, puis les enfants T., âgé de 2 ans, C., âgé de 1 an, L., âgé de deux ans, D., âgé de 6 ans, P., âgé de 2 ans, H., âgé de 4 ans, succombèrent pendant le mois de juin. Il en fut de même de la femme R. qui avait soigné les enfants D. et H.

Presque tout l'effort de la contagion dans la grande avenue de la cité Jeanne-d'Arc s'épuisa dans cette maison du n° 81.

A son extrémité et du côté opposé, au n° 25 de la rue Nationale, l'enfant P., âgé de 6 mois, élevé par sa grand'mère, mourut de la variole il y a un mois environ, sans qu'on pût nous indiquer un point de contact par lequel il fût possible de rattacher au foyer contagieux ce cas isolé.

D'ailleurs, depuis la fin de juin, à l'exception de ce dernier cas, aucun cas nouveau ne s'est manifesté dans l'avenue principale où à moins d'un apport contagieux nouveau, on peut considérer l'épidémie comme terminée, la durée de l'incubation normale de la variole étant depuis longtemps dépassée.

13 personnes ont donc succombé dans les deux maisons ci-dessus indiquées, dont 12 dans la première.

Il faut se reporter aux nᵒˢ 71 et 73 de la rue Jeanne-d'Arc, c'est-à-dire deux ou trois maisons plus loin, pour trouver un foyer encore en puissance.

Au nᵒ 73, la femme F. fut prise dans les premiers jours de juillet. Elle est maintenant guérie.

Séparée seulement par la largeur d'une impasse, habite la famille du sieur P., qui est arrivé à la fin de la période de suppuration. Deux enfants, quoiqu'ils fussent vaccinés, en ont été atteints et sont maintenant convalescents. La mère et les deux autres ont été épargnés.

Tels sont, les faits épidémiques développés dans la cité Jeanne-d'Arc : 18 invasions, 13 morts en indiquent suffisamment la gravité. Elle est sans doute amoindrie par cette considération que la mortalité a sévi particulièrement sur des enfants chez lesquels la variole est toujours plus funeste. Mais il faut remarquer aussi que sur 5 adultes, 3 ont succombé.

Votre Commission attribue à l'unanimité cette effroyable gravité aux conditions déplorables dans lesquelles se trouve la cité Jeanne-d'Arc et à leur influence fâcheuse sur la santé des habitants. On ne peut en effet attribuer cette gravité à une action particulièrement infectieuse de l'apport contagieux puisque le sieur D. qui l'a introduit du dehors a guéri.

Vous nous avez chargé, Monsieur le Préfet, de vous signaler les mesures à prendre pour limiter l'épidémie. Les observations ci-dessus exposées donnent le droit de penser que dorénavant la transmission est épuisée pour la maison n° 81 et les maisons voisines. D'ailleurs, à très peu d'exceptions près, les locataires nomades de la cité Jeanne-d'Arc qui louent à la semaine et dont la famille a été atteinte ont disparu. D'autres familles occupent les logements qu'ils habitaient, et bien qu'elles aient dépassé l'époque à laquelle elles auraient dû être infectées, elles n'ont éprouvé aucun accident. C'est une preuve du peu de persistance du miasme variolique déjà constaté dans un grand nombre de circonstances.

Il serait dès lors peu utile d'expulser les nouveaux habitants pour faire subir aux logements une désinfection spéciale.

Votre Commission s'en réfère absolument aux indications générales données par la Commission des logements insalubres pour faire disparaître autant que possible l'insalubrité résultant de l'épouvantable saleté et du manque d'entretien de toute la cité Jeanne-d'Arc.

Mais nous appelons votre attention, Monsieur le Préfet, sur la situation de la famille H., et sur les conséquences que le foyer épidémique qu'elle constitue pourrait avoir pour le voisinage. Le sieur P. est marchand de vins dans un quartier populeux, près de grandes usines dont les ouvriers, au moment des repas, doivent abonder dans son établissement. Il habite, il est vrai, avec sa famille au 1er étage et on y accède par un escalier sans communication avec la boutique. Mais Mme P. va et vient continuellement de l'un à l'autre.

C'est là une situation regrettable, mais contre laquelle il y a peu de remède. Il s'agit d'une habitation particulière et la législation actuelle ne permet pas de donner autre chose qu'une direction et des conseils. Mais ceux-ci peuvent être fort utiles.

Peut-être supposera-t-on qu'à la suite de la constatation officielle de faits aussi notoires d'insalubrité, aussi menaçants, à la suite des avis instants et motivés des services compétents en matière d'hygiène, les vices si minutieusement signalés furent réformés, ou tout au moins amendés ? Eh bien non, rien ne fut fait ou tout au plus répondit-on par des semblants de réparations aux plaintes dont l'autorité supérieure avait été saisie.

Fort de la loi du 13 avril 1850, le propriétaire de la cité Jeanne-d'Arc déféra successivement devant toutes les juridictions les rapports en vertu desquels on prétendait le contraindre à avoir quelques égards pour la santé de ses semblables et pour la morale publique ; la loi lui permit de se défendre

longtemps, et ce ne fut que le 1er août 1884, qu'il
fut enfin forcé dans sa résistance par un arrêt du
Conseil d'Etat statuant au contentieux. De là il
fut appelé à comparaître devant le tribunal de police correctionnelle, qui le condamna *le 16 décem-*
bre 1884, à exécuter les travaux *et à 100 fr. d'amende*
(*maximum de la peine*).

En résumé, si ces sept années de lutte ont, tout
compte fait, assuré quelque bénéfice à M. X..., il
resterait à savoir si elles ont été sans dommage
pour les habitants de la cité. La statistique obi-
tuaire nous renseignerait à ce sujet. Quoi qu'il en
soit la loi de 1850 subsiste. On proteste contre
elle, elle est, dit-on, irrévocablement condamnée,
mais elle subsiste. Elle est en désaccord avec les
plus essentiels principes de la raison et la législation
ne peut manquer de la modifier ; mais elle subsiste.

Les travaux ordonnés dans la Cité Jeanne d'Arc
sont terminés depuis quelques mois et déjà on
voit se reproduire les causes d'insalubrité que

nous signalions il y a dix ans. La conception première de cette œuvre fait et fera toujours obstacle
à toute amélioration efficace et durable. Plus tôt
ou plus tard, on sera conduit à en réclamer la
suppression, ce jour-là on devra faire le compte
des existences sacrifiées à cette opération indus-
trielle.

Et puisque nous venons de parler du législateur,
pourquoi n'affirme-t-il pas de toute son énergie
que si le droit de propriété contient le droit d'user
et d'abuser de son bien, *uti et abuti,* ce droit ne
saurait tout au moins s'exercer qu'au détriment de
la fortune, ou de la santé du propriétaire. Ce droit
ne saurait en aucun cas donner au propriétaire
la faculté d'user de sa jouissance, de telle sorte
qu'elle soit en contradiction avec les intérêts les
plus manifestes de centaines, de milliers d'individus, et qu'elle mette en péril l'existence de la
collectivité tout entière.

VIII

LA CITÉ DES KROUMIRS

Au cours de l'instruction relative à la Cité Jeanne-d'Arc, nous étions saisi de plaintes qui nous signalaient dans le XIIIᵉ arrondissement un groupe de plus récente construction, la Cité des Kroumirs.

Ici notre tâche s'est trouvée singulièrement simplifiée par ces deux motifs :

En premier lieu la Cité en question était installée sur un terrain appartenant à l'Assistance publique et, aux termes du bail passé entre le principal locataire et l'administration, celle-ci s'était réservé le droit d'exiger l'abandon des lieux et la démolition des constructions édifiées dans un délai de six semaines.

En second lieu, le Conseil municipal avait dans l'espèce qualité pour agir, et il n'y a pas manqué.

C'est dans les termes suivants que nous avons présenté l'affaire à la Commission des logements insalubres; nous avions cette fois pour collègues, MM. Bonamaux et Hudelo :

« Une plainte accompagnée de deux notes dues, l'une à l'Ingénieur ordinaire, l'autre à l'Ingénieur en chef du service de la voie publique, signale énergiquement le danger de la situation que nous allons vous exposer, et fait appel à notre concours pour le faire disparaître.

La première de ces notes est ainsi conçue :

Dans une lettre en date du 8 octobre dernier, adressée à M. le Préfet de la Seine, le sieur X... passage Doré, nº... se plaint que l'Administration de l'Assistance publique ait laissé bâtir, sur un terrain qu'elle possède entre la place Pinel et la rue Jenner, une sorte de cité composée de cabanes et de maisons mal construites sans écoulement pour les eaux, sans fosses d'aisances et qui sera de nature, par ses mauvaises conditions hygiéniques, à créer, au moment des chaleurs, un véritable danger pour la santé publique.

La situation décrite par M. X... est malheureusement exacte, et nous pouvons même ajouter que sa description reste bien au-dessous de l'impression que nous avons nous-même ressentie, quand nous avons visité cette cité.

Qu'on s'imagine un terrain de 30 mètres de largeur et de 150 mètres de longueur environ, en pente vers la rue Jenner, sans issue et sans écoulement d'eau vers cette rue.

Au milieu de ce terrain, un chemin en terre grasse, détrempé par la moindre pluie et rendu infect par les détritus et les déjections de toute espèce qui s'y sont incorporés.

De chaque côté de ce chemin, des abris, plutôt que des baraques, construits en vieux matériaux, en paillassons, en loques, en tout ce que l'ingéniosité de la plus poignante misère peut assembler et coudre pour se préserver de l'intempérie des saisons.

Près de quelques-uns de ces réduits une fosse en terre, quelquefois un tonneau enfoncé dans le sol, sert de cabinet d'aisances. Un peu partout des ordures ménagères, des matières fécales, des débris de toute sorte. On comprendra maintenant pourquoi cette cité a reçu un surnom qui fait image : *la cité des Kroumirs*.

Mais notre service est impuissant à porter remède à une telle situation : ces terrains ont été loués par l'Assistance publique à un principal locataire, M. X..., qui a distribué ses lotissements comme bon lui a semblé et tout à fait en dehors de notre action. Tout ce que nous pouvons faire, est de demander qu'on veuille bien attirer sur ce point l'attention de la Commission des logements insalubres, qui indiquera sans aucun doute les mesures énergiques qu'il y a lieu de prescrire et qu'il ne nous appartient pas de provoquer.

Au rapport est joint l'avis de l'Ingénieur en chef qui est formulé de la façon suivante :

L'affaire ci-jointe soulève une question assez grave ; il y a lieu de signaler à toute l'attention de la Commission d'hygiène l'état horrible des constructions misérables qui se sont successivement établies à droite du boulevard de la Gare entre la rue Jenner et la place Pinel (XIII⁰ arrondissement).

La cité Doré jouissait déjà d'une réputation méritée. Nous ignorons si M. Doré y a encore quelques intérets et dans quelles conditions se font les rues, passages et constructions de la cité Doré ; nous savons seulement que, sur les points où les immeubles de M. Doré sont en contact avec les voies publiques classées, nous n'avons rien pu obtenir de lui.

La situation déjà horrible de la cité Doré s'est aggravée par le voisinage de la cité des Kroumirs, celle-ci établie sur un grand terrain appartenant à l'Assistance publique, et c'est ici que se pose une question importante.

Aux yeux de l'Assistance publique, une partie de ses terrains ne peut être aliénée. Cette administration se borne à les louer, le plus souvent sans bail sérieux, à vil prix. Les locataires sous-louent eux-mêmes à de pauvres gens qui élèvent sur ces terrains des constructions sordides lesquelles sont des fabriques de fièvre typhoïde.

C'est un malheur pour une rue que le voisinage de l'Assistance publique dans ces conditions.

Il ne nous appartient pas d'indiquer le remède, mais nous signalons le mal. L'Assistance publique possède à Paris une quantité de terrains peu ou mal utilisés. Il serait désirable que ces terrains fussent aliénés quand ils sont à l'état de parcelles isolées : on pourrait y élever des constructions salubres au lieu de baraques épouvantables qu'on y établit contre toutes les règles de l'hygiène et de la salubrité physique et morale.

Il y a notamment sur le point signalé ci-contre de véritables taudis, et il paraîtra toujours choquant que ces constructions soient élevées avec la complicité apparente d'une administration qui dépend de la Préfecture de la Seine, alors que cette même Préfecture fait tant d'efforts pour assurer la salubrité générale et particulière.

Nous avons reproduit ces deux documents

parce que nous avons pensé que la Commission
y retrouverait avec satisfaction certaines opinions
qu'elle a maintes fois émises et qui se trouvent
ainsi aujourd'hui étayées de l'avis conforme d'in-
génieurs, dont le savoir, la compétence ne sauraient être contestés.

La *cité des Kroumirs* est, en effet, une sorte
d'égout à ciel ouvert, dans lequel on accède par la
place Pinel; la voie qui mène de la place au fond
de cette cité, est un chemin de terre boueux dans
lequel on enfonce profondément, parsemé de
larges flaques d'une boue noirâtre et puante. De
chaque côté de cette voie qui représente assez
bien le radier de l'égoût, ont été édifiées des habitations que nous allons successivement décrire.

1°. — A l'entrée de la cité à gauche, en façade
sur la place Pinel, existe une cabane faite mi-
partie en platras, mi-partie en terre, éclairée par
deux châssis dormants et couverte en carton
bitumé. Le sol de cette hutte est recouvert d'un
plancher posé sur la terre. La hauteur mesurée du

sol au plafond est de 1ᵐ,70 dans la partie basse, de 2ᵐ20 dans la partie haute. Il n'y a pas de cabinet d'aisances. La cour dans laquelle la maison est construite, en contre-bas du sol, est couverte de détritus de toute sorte. Cet immeuble est habité par le seul propriétaire, M. Chanal.

2°. — Maison D. — Le sieur D. est le principal locataire de la *cité des Kroumirs ;* sa maison a un rez-de-chaussée composé de deux pièces plafonnées et dans lesquelles existe un plancher. Le cabinet d'aisances est une cabane basse, ni éclairée, ni ventilée, dans laquelle il y a un trou en terre ; l'odeur qui s'en dégage quand on ouvre la porte, est infecte.

3°. — M. L., chiffonnier. — Cette maison est construite sur la façade en feuillet, les côtés sont formés par des débris de balles provenant de la raffinerie Say et ingénieusement ajustées pour former les parois. La couverture est en carton bitumé. Quand on entre dans l'unique pièce de cette maison, on se trouve en présence d'un espace où le sol en terre battue est recouvert de chiffons et de débris de toute nature, desquels émerge dans un coin un lit à demi pourri, sur lequel couchent les deux personnes qui habitent ce réduit. Pas de cabinets d'aisances. Cette maison est séparée de l'immeuble voisin par un terrain vague sur lequel sont déposées des ordures de toute nature.

4°. — Maison de M. M. — Cette propriété est également en feuillet, couverte en carton bitumé, et précédée d'une courette où sont amoncelés du fumier et des débris animaux et végétaux de toute provenance. Dans les deux pièces qui servent à l'habitation et qui sont dépourvues de plafond, de plancher, où le sol est constitué par de la terre battue, nous trouvons vivant pêle-mêle : la propriétaire, une chèvre, une trentaine de poules et un certain nombre de lapins. Il est impossible de se faire une idée exacte, si on ne l'a pas sentie, de l'odeur fétide qui règne dans cet immeuble. Pas de cabinet d'aisances.

5°. — Maison de M. D. — Locataire M. Vayeur.

— Cette maison est précédée d'un jardinet où sont déposées des ordures qui se pourrissent à l'air libre. — La pièce occupée par le sieur Vayeur est carrelée et a 2^m,20 de hauteur. — Pas de cabinet d'aisances.

6°. — Maison de M. D. — Locataire M. Allard. — Cette hutte est un des rares immeubles qui soient construits en contre-haut du sol. Elle est couverte en tuiles. — Le sol est carrelé. — Pas de cabinet d'aisances.

7°. — Maison de M. D. — Locataire M. Delamotte.

8° — Maison de M. D. — Locataire M. Chouindy.

9°. — Maison de M. D. — Locataire M. Chicard.

Ces trois dernières habitations sont situées dans une courette en retrait de l'allée principale dont le sol irrégulier est parsemé de flaches de boue et de dépôts de fumier. — Pas de cabinet d'aisances.

10°. — Maison de M. L. — Habitée par le propriétaire, couverte en carton bitumé.

11°. — Maison de M. L. — Locataire M. Deloch. — Cette cabane, en contre-bas du sol, couverte en carton bitumé, a une hauteur de 2^m sous plafond. — Elle est mal close, l'air y pénètre de tous côtés. — Pas de cabinet d'aisances.

12°. — Maison de M. L. — Locataire M. Vandard. — Sol en terre battue ; sert d'atelier.

13° — Maison de M. H. — Habitée par son propriétaire. — Cette maison est couverte en carton bitumé ; elle a deux pièces, l'une carrelée, l'autre en terre battue. — Pas de cabinet d'aisances.

14°. — Maison de M. V. — Habitée par le propriétaire. — Cette propriété, couverte en carton bitumé, est dépourvue de plancher et de carrelage ; elle est éclairée par des fenêtres où la majeure partie des carreaux est remplacée par des planches. Dans cette maison, bêtes et gens vivent dans une promiscuité complète ; on tond un cheval dans la chambre à coucher, lors de notre visite. Le petit jardin au-devant de l'habitation est encombré de fumier. — Pas de cabinet d'aisances.

15°. — Maison de M. G. — Habitée par le propriétaire. — Bien installée, couverte en carton bitumé.

16°. — Maison de M. L. — Habitée par le propriétaire. — Cour encombrée de détritus. Maison en bon état. — Une cabane en planches, fermée par une toile, sert de cabinet d'aisances.

17°. — Maison E. — Bien. — Pas de cabinet d'aisances.

18°. — Maison B. — Le sol des pièces de l'habitation en contre-bas de la voie est en terre battue. La couverture est en carton bitumé. — Pas de cabinet d'aisances. Cette habitation est séparée de la suivante par un terrain vague, sur lequel stationnent à poste fixe deux voitures de saltimbanques qui ne sont habitées que pendant l'été et constituent la maison de campagne de personnes habitant l'intérieur de Paris pendant l'hiver.

19°. — Maison B. — Habitée par le propriétaire au 1er étage, et au rez-de-chaussée par trois
locataires. — Cette maison, d'une structure toute
particulière, est construite avec des planches de
parquet de rebut portant encore la trace des enduits
de couleurs diverses dont ces parquets étaient revê-
tus. Le tout agencé et tenu dans un état d'équi-
libre à peu près stable, que notre arrivée dans la
pièce du premier a failli déranger en imprimant
au plancher un mouvement très prononcé. Les
cabinets du rez-de-chaussée occupés par trois locataires, et dont deux ont été visités par nous,
sont de véritables cellules sans fenêtre, où l'air et
le jour n'arrivent que lorsque la porte est ouverte ;
pas de poêle ni cheminée ; il n'y a que juste
la place du grabat qui y est installé. Si un incendie se déclarait dans cette hutte, en quelques
minutes tous les habitants seraient asphyxiés et
brûlés, sans possibilité d'échapper. — Pas de
cabinet d'aisances.

20°. — Maison S. — Non habitée. Cette propriété se compose de trois maisons adossées les unes aux autres, construites en carreaux de plâtre, où il n'y a pas de plancher et où les fenêtres et les portes sont en mauvais état.

21° — Maison G. — Habitée par le propriétaire. Cette maison en planches, couverte en carton bitumé, clôturée avec des bannes provenant de la raffinerie, est en contre-bas du sol. Pas de cabinet d'aisances.

22°. — Maison H. — Non visitée.

23°. — Maison M. — Habitée par le propriétaire. Sol en terre battue. Pas de cabinet d'aisances.

24°. — Maison T. — Habitée par le propriétaire. Dans cette maison l'humidité a envahi les murs, le sol est parsemé de trous. Il y a là deux grabats pour les six personnes qui habitent; un enfant malade est dans l'un, le mari est dans l'autre. La femme et les autres enfants sont anémiés, scrofuleux.

25°. — Maison M. — Habitée par le proprié-taire. Maison en planches, sol en terre où il existe des cavités profondes qui retiennent les ordures de toute nature. Pas de cabinet d'aisances.

26°. — Maison de M. S. — Habitée par le propriétaire. Pas de plancher, pas de cabinet d'aisances.

27°. — Maison M. — Locataire Mme Flotte. Le logement occupé par cette femme est inhabitable, envahi par l'humidité, les matériaux sont salpêtrés dans toute la hauteur, pas de cabinet d'aisances.

28°. — Maison S. — Habitée par le seul propriétaire. Pas de cabinet d'aisances.

29°. — Maison de M. N. — Bien installée, occupée par un garni. Cet immeuble couvert en carton bitumé n'a pas de cabinet d'aisances.

30°. — Maison de M. G. — Habitée par le propriétaire. Pas de cabinet d'aisances.

Il n'existe d'approvisionnement ni de distribution d'eau sur aucun point de la cité des Kroumirs.

Après avoir établi les causes d'insalubrité inhérentes à chacun des immeubles de la cité des
Kroumirs, il importe de résumer les *desiderata*
généraux que ce groupe d'habitations présente au
point de vue de l'hygiène.

Le sol de la voie qui traverse la cité est un
véritable marais où les eaux pluviales et ménagères s'accumulent dans des ornières profondes
creusées dans le sol par les charrettes des chiffonniers qui le sillonnent sans cesse. Les petits
jardins ou petites courettes qui existent au-devant
de chaque maison, et sur lesquels ouvrent les
fenêtres des logements situés au rez-de-chaussée,
sont encombrés de tous les détritus de la vie des
hommes et des animaux qui vivent dans ces maisons. Ces courettes et jardins, loin d'être une
cause de salubrité pour ces habitations, constituent
au-devant de chacune d'elles un foyer actif de
putréfaction d'autant plus dangereux qu'en l'absence de cabinet d'aisances dans ces immeubles,
les matières fécales y sont jetées avec les ordures

ménagères. Par ces apports successifs de voiries de toute sorte, le sol des jardins ou courettes s'exhausse incessamment, et le sol des rez-de-chaussées de ces habitations est généralement en contre-bas. Si quelques cas de fièvre typhoïde se déclaraient dans la cité, il serait impossible, étant donné les errements suivis par ses habitants, de prévenir les ravages que la maladie exercerait sur cette population chez laquelle la résistance vitale est considérablement amoindrie par les privations et par son séjour dans ces horribles demeures.

Tous les êtres humains qui y résident présentent les caractères de la déchéance physique complète, les enfants y sont pâles, étiolés, scrofuleux, les hommes et les femmes vieillis avant l'âge; dans une de ces maisons le père et un enfant sont malades au lit, et quel lit! Ailleurs, le mari est à l'hôpital et la femme seule avec un enfant malade; plus loin la maison est vide, le proprié-taire est en prison; grâce à la promiscuité révoltante dans laquelle vit tout ce monde, il est accusé, paraît-il, d'être l'amant d'une fillette qui habite sous son toit.

Nous ne croyons pas qu'il soit possible de voir un spectacle plus profondément attristant que celui que nous avons sous les yeux en explorant cette cité habitée par une population d'autant plus digne d'intérêt que la plupart des habitants sont propriétaires et le plus souvent constructeurs de leur maison, qu'ils ont enfoui dans cet immeuble le plus net des économies péniblement amassées.

Mais le vice de la situation, la cause de tout le mal, c'est que le sol de la *cité des Kroumirs* n'appartient pas aux constructeurs, mais à l'Assistance publique.

Si cette administration prenait à tâche de créer des malades pour alimenter ses services hospitaliers, elle n'agirait pas autrement, car, en présence de la situation qui leur est faite, ceux qui bâtissent sur ces terrains, se sentant toujours sous le coup d'une expulsion immédiate, construisent au meilleur marché possible et se bornent à improviser un abri au lieu de se construire un logement salubre.

La commission doit se souvenir que ce n'est pas la première fois que son attention est appelée sur des propriétés appartenant à l'Assistance publique, et que pour chaque espèce qui nous a été signalée, nous avons été frappés de la multiplicité et de la gravité des constatations que nous y avons faites, au point de vue de la salubrité.

Dans la *cité des Kroumirs* toute mesure est dépassée, et il est nécessaire, pour éviter le retour de faits semblables, que la responsabilité de chacun soit bien établie.

L'administration de l'Assistance publique ne peut ignorer cette situation ; ses agents sont fréquemment consultés par les habitants de cette cité pour savoir s'ils peuvent augmenter leurs constructions, édifier tel ou tel bâtiment sans craindre qu'un congé brusquement donné ne vienne les priver de la jouissance de leur immeuble. L'Assistance publique, qu'elle le veuille ou non, est donc complice de ces attentats permanents contre la santé publique, commis sur des propriétés qu'elle a plus que tout autre le devoir strict de tenir en parfait état de salubrité. Nous signalons ces faits parce qu'il nous semble qu'il y a lieu pour l'administration supérieure de mettre enfin un terme à une gestion si déplorable à tous égards.

Nous ne vous dissimulerons pas également que votre sous-commission s'est demandée comment les règlements en vigueur de la ville de Paris, ne permettant à aucun individu de bâtir sans autorisation préalable de l'administration, il a pu être élevé là une trentaine de maisons, sans que le service compétent ait opposé son veto à cette entreprise contre la santé publique.

Nous avons demandé à un certain nombre des habitants de la cité des Kroumirs pourquoi au lieu de s'enterrer dans de pareils taudis, ils n'allaient pas habiter les étages élevés des maisons du quartier. Ils nous ont répondu que beaucoup de propriétaires refusaient de louer aux familles nombreuses d'ouvriers, et que c'est ainsi qu'ils ont cherché à devenir propriétaires dans les conditions que vous connaissez maintenant. »

Les critiques contenues dans le rapport qui précède portent la date de 1882, le groupe des Kroumirs a été rasé en 1882 et aujourd'hui l'herbe pousse drue et verte sur les débris de cette cité.

Empressons-nous de reconnaître qu'en 1889, M. Peyron, directeur de l'Assistance publique, a prévu le retour des abus de cette nature, sur lesquels son attention avait été appelée, en faisant insérer dans le cahier des charges afférentes à l'adjudication des baux pour les maisons, hangars et terrains que son administration possède à Paris, les clauses suivantes :

Art. 14. — L'adjudicataire devra se conformer à toutes les prescriptions de la Commission des loge-

ments insalubres relatives à la propreté et à la salubrité des lieux loués.

Il sera tenu par suite, à première réquisition, d'exécuter à ses frais tous travaux prescrits par ladite
Commission, en ce qui concerne les constructions,
réparations, modifications et transformations des fosses
et cabinets d'aisance, l'entretien, le curage, la réparation et le comblement des puits et puisards, le passage
des voies, l'écoulement des eaux vannes et pluviales,
l'établissement et la suppression des fosses à fumier
et à prescrire l'enlèvement des détritus, ordures et
objets de toute sorte.

Quant aux locaux à usage d'habitation, jugés insalubres par leur exiguïté, leur humidité, l'insuffisance
de la hauteur des plafonds ou pour toute autre cause,
le locataire sera tenu, sur les injonctions de la Commission, d'en interdire l'habitation de jour et de nuit,
sans qu'il puisse réclamer une diminution de loyer ou
une indemnité.

Art. 15. — L'adjudicataire devra se conformer aux
arrêtés du Préfet de la Seine et du Préfet de police,
relativement aux voies privées (nivellement, pavage
du sol, nettoyage, éclairage, couverture, etc...), aux
écuries, vacheries, porcheries, poulaillers, pigeon-
niers, etc...; au nettoyage des façades, à l'écoulement
des eaux, à l'entretien et à l'établissement des trottoirs, chasse-roues, passages pavés, branchements
d'égouts, puits, fosses, cabinets d'aisance; il fera aussi
exécuter à ses frais le curage et la vidange; il établira
toutes clôtures nécessaires et les rendra à fin de jouis-

sance à l'Administration, en bon état et sans indemnité; enfin l'Assistance publique sera exempte de
toute charge de responsabilité au sujet de l'immeuble
dont il s'agit et devra en recevoir le loyer net de tous
frais et déductions généralement quelconques.

Armé de ces dispositions, le service d'architecture
de l'Assistance publique pourra désormais prévenir l'édification de ces constructions néfastes, contre
lesquelles nous avons dû tant de fois requérir au
nom de la santé publique.

IX

LA RUE SAINTE-MARGUERITE EN 1883

Au centre du quartier de l'industrie du meuble, au faubourg Saint-Antoine, à quelques cents mètres de la place de la Bastille, on trouve la rue Sainte-Marguerite qui mesure une longueur de 290 mètres entre la rue du Faubourg-Saint-Antoine où elle commence, et la rue de Charonne où elle se termine.

Cette voie bordée de constructions anciennes, d'aspect très accidenté, et dont beaucoup remontent au XVIe siècle, a une largeur qui varie entre 7 et 10 mètres. Elle compte environ cinquante-huit numéros, est desservie par un égout

dans lequel les eaux pluviales et ménagères, provenant des habitations, se rendent soit par des caniveaux à ciel ouvert, traversant les allées des
maisons, soit par des conduits souterrains. La plupart de ces immeubles dont l'ossature est en pans
de bois ont une distribution d'eau.

La caractéristique de ces maisons est qu'elles
sont affectées pour la plupart à des logements meublés, occupés les uns par des ouvriers en bâtiment,
les autres par des chiffonniers en chambre. Nous
n'y avons pas visité moins de seize hôtels garnis,
placés sous des vocables différents, depuis l'*Hôtel
des Barreaux-Rouges*, jusqu'au *Grand Hôtel du Che-
val-Blanc* où descendaient autrefois les montreurs
de bêtes féroces venant à Paris, et dont les fauves
étaient remisés dans une cour basse en des lo-
gettes closes par des barreaux de fer.

Outre ces hôtels, on trouve encore, dans la rue
Sainte-Marguerite, au moins une dizaine de logeurs à la semaine ou à la nuit, dont certains
hébergent jusqu'à quatre-vingts locataires pour un

prix qui varie de 0,45 centimes à 1 franc la nuit.

De toutes ces maisons de la rue Sainte-Marguerite, il n'en est certainement pas deux dont les
propriétaires se soient préoccupés, depuis vingt-
cinq ans, de pourvoir à l'entretien ou au nettoyage intérieur de leurs immeubles ; il s'en dégage, par les allées étroites et sombres qui con-
duisent de la rue aux étages, des odeurs fétides
qui prennent le passant à la gorge.

Les escaliers, dans beaucoup de maisons, ne
reçoivent ni air, ni jour; sur chaque palier, grâce
à l'obscurité qui y règne, les ordures ménagères
sont déposées dans l'angle le plus sombre, où elles
se putréfient librement.

Les murs des allées, couloirs, escaliers sont noirs
et gluants. Des plombs partout démunis de leur
hausse, ou des cuvettes à eaux ménagères non
fermées, saturent l'atmosphère qu'on respire dans
ces bouges d'émanations délétères.

A la base de ces immeubles on trouve un ou
plusieurs cabinets d'aisance à trou béant, dont le

sol mal dressé renvoie dans les courettes tous ces liquides putrescibles, urines, eaux résiduaires qui stagnent et se décomposent dans les interstices d'un pavage en mauvais état, ou bien s'infiltrent dans le sol en terre battue pour constituer là un foyer d'infection. Trop heureux encore si, quand la cour a quelque étendue, on n'y trouve pas amoncelés des gravois sur lesquels pourrissent toutes les ordures de la maison.

Quand on pénètre dans l'intérieur des logements on constate que les principes les plus rudimentaires de l'hygiène y sont encore plus négligés.

Pour augmenter le rendement de ces immeubles, les propriétaires et principaux locataires ont multiplié les divisions par des cloisonnements consécutifs à la construction primitive, cloisonnements à l'aide desquels ils n'ont cherché qu'à faire produire le maximum au mètre de surface bâtie. Et alors des cabinets mis en location, les uns ne sont éclairés qu'en second jour, les autres quoique n'ayant pas de cheminée ne sont éclairés que par des châssis dormants de telle façon que l'air n'y est jamais renouvelé. Le sectionnement d'une pièce comportait-il la division d'une cheminée en deux parties, on ne s'est pas préoccupé de si peu, on a placé la cloison au milieu de la cheminée, qui ne peut être ainsi utilisée ni par l'un ni par l'autre des locataires qui habitent ces deux alvéoles adossées.

Si, dans ces immeubles, on porte son attention sur les logements au rez-de-chaussée au fond des cours, ou sur ceux placés dans les mansardes, qui sont le plus souvent affectés à des chambrées, on est frappé des miasmes qui y sont accumulés. Là nous avons trouvé, au n° 19 de la rue, dans un immeuble dont l'ordonnancement architectural est impossible à décrire, dix logements au rez-de-chaussée en contre-bas de 0,75 centimètres du sol de la cour, logements sombres, humides, où bêtes et gens (car un des traits particuliers de cette population est l'habitude d'encombrer d'animaux, de chiens surtout, les locaux qu'elle habite) vivent sur des tas de chiffons et de détritus de toute nature.

Au n° 18, une chambrée, au cinquième étage, qui renferme quatre lits, a les dimensions suivantes : Hauteur : 2 mètres ; — largeur : 2ᵐ60 ; — longueur : 5ᵐ25 ; — soit 27 mètres cubes, soit moins de sept mètres par locataire.

Au n° 20, au cinquième étage sur la rue, existent sept cabinets cubant chacun 2 mètres à peine.

Au n° 25, dans une chambrée au premier étage qui cube 44ᵐ64 et qui contient cinq lits, chaque locataire dispose de 8 mètres cubes au lieu des 14 mètres réglementaires qui sont déjà une ration faible.

Dans l'*Hôtel de l'Aveyron*, au n° 38, le cabinet meublé n° 3, qui est éclairé et aéré par un carreau de 0,27 sur 0,27, cube 6ᵐ6. Au troisième étage une chambrée de sept lits, coupée en deux compartiments, cube 27 mètres, soit 3 mètres pour chacun des locataires.

Nous avons trouvé, au n° 31, à l'*Hôtel de Paris*,

un cabinet, portant le n° 46, dans lequel on ne peut se tenir debout, qui n'a pas de cheminée, ne reçoit pas d'air direct et dont les dimensions sont les suivantes : Hauteur moyenne : 1ᵐ10 ; — Largeur : 1ᵐ60 ; — Longueur : 2ᵐ15 ; — Soit un cube de 3ᵐ764.

Là, des cabinets en second jour s'éclairent l'un dans l'autre par des châssis dormants placés dans les parois latérales de la pièce.

Au n° 29, un logeur donne à coucher à cinquante individus qui habitent deux cours, dont l'une est à peu près de niveau avec la rue Sainte-Marguerite et l'autre est en contre-bas de plusieurs mètres. Dans cette cour inférieure sont amassés, sous les fenêtres des logements à rez-de-chaussée, des débris de toute sorte qui fermentent à l'air libre ; un puisard qui reçoit toutes les eaux résiduaires de l'immeuble exhale dans ce cloaque des émanations fétides.

On voit avec quelle parcimonie l'air, même vicié, est rationné aux malheureux qui trouvent un

refuge dans ces taudis. Nous renonçons à décrire
l'état de dégradation et de délabrement dans
lequel est ce qui constitue le mobilier de ces
hôtels. Disons toutefois que, dans beaucoup de
garnis même là où le bâtiment laisse le plus
à désirer, nous trouvons dans les lits du linge très
propre.

Il n'en est pas de même au n° 21 de la rue
Sainte-Marguerite qui abrite cent cinq locataires
pour la plupart chiffonniers, tributaires d'un chiffonnier en gros qui occupe tout le rez-de-chaussée
avec ses ateliers, son personnel de triage, ses magasins, etc... Ceux-là logent dans leurs meubles,
qui sont des débris de toute espèce, desquels parfois le lit même est absent. Chacun de ces locataires fait le triage de sa récolte individuelle dans
son domicile particulier, et comme en négociant
avisé, le chiffonnier en gros ne veut entreposer
chez lui que du chiffon sec, tous les habitants de
cette maison se sont ingéniés à réaliser à leur fenêtre un système d'étendage et de séchage éco-

nomiques, qui sur des cordes, qui sur des cercles
de tonneaux faisant saillie de moitié de leur dia-
mètre dans la cour, de telle façon qu'à toute hauteur, dans toutes les pièces ne pénètre que de l'air
vicié, saturé d'émanations malsaines. On ne saurait imaginer une cour d'un aspect plus singulier ;
le degré d'infection qui y règne dépasse toute limite.

Une particularité, que nous avons déjà notée
dans nos recherches antérieures, se retrouve ici,
c'est que le principal locataire de ces hôtels, maisons garnies, etc., tient généralement au rez-de-
chaussée un débit de vins et liqueurs. Certains même ont supprimé l'allée d'entrée pour
rendre le passage nécessaire par le comptoir. Il y a
là une double exploitation des malheureux qui
habitent ces tanières.

En terminant ce qui est relatif à nos constats,
nous signalerons ce fait peu connu que la « Loi
sur l'instruction obligatoire » a rendu un service
signalé à l'hygiène de l'enfance. En effet, les en-

fants dont les parents logent dans ces sentines et qui aujourd'hui passent dans des classes et préaux bien aérés, bien éclairés, les heures de la journée pendant lesquelles ils vagabondaient autrefois au milieu de ces ordures, bénéficient d'autant au point de vue hygiénique.

Quel est exactement l'effet produit, par le séjour dans ces bouges, sur la santé de ceux qui les habitent ? Il est difficile de l'apprécier exactement tant les influences fâcheuses, misère, privations, excès sont multiples dans ces milieux néfastes. Ce qui est incontestable, c'est que là tous les germes infectieux, ceux de la fièvre typhoïde, comme ceux de la variole, de la diphtérie, trouvent un terrain de culture admirablement préparé pour se reproduire et se répandre de là dans les quartiers voisins (1).

Lors de la dernière épidémie de variole, ce quartier de la rue Sainte-Marguerite a été particu-

(1) Le début de l'épidémie de choléra en 1884 dans la rue Sainte-Marguerite a justifié nos prévisions.

lièrement éprouvé. Nous n'ignorons pas que l'on
a accusé le voisinage de l'hôpital Saint-Antoine
(où étaient réunis des varioleux) d'être la cause des
ravages de cette épidémie dans le XIe arrondissement. Mais les chiffonniers de la rue Sainte-Marguerite, manipulant les débris de linge, vêtements,
objets de literie ayant appartenu à des varioleux,
n'ont-ils pas pu avoir une large part dans la dissé-
mination des germes infectieux dans ce quartier?
N'avons-nous pas constaté, il y a deux ans,
qu'un industriel de la rue Jean-de-Beauvais, qui
battait dans sa cour les matelas des varioleux de
l'Hôtel-Dieu annexe, avait propagé la variole dans
sa maison d'abord où il y avait eu deux décès,
puis dans son quartier, alors qu'on faisait remonter la responsabilité entière des cas observés
dans ce périmètre aux émanations de l'hôpital
voisin?

Mais si, sans nous arrêter aux maladies épidémiques, nous portons notre examen sur ce qui se
passe en temps normal, nous voyons qu'en

1881 (1), le quartier Sainte-Marguerite a eu une mortalité de 281,2 pour 10,000 habitants, alors que ce chiffre n'a été que de 189,1 pour le Ier arrondissement (qui cependant renferme le quartier des Halles dont nous parlerons quelque jour) ; de 212 pour 10,000 dans le IIe arrondissement avec les quartiers de Sainte-Avoye, des Archives et des Enfants-Rouges.

En ce qui touche la rue Sainte-Marguerite, l'épidémie cholérique de 1884 est venue nous prêter un concours inattendu. C'est dans les immeubles de cette rue, que nous avions stigmatisés l'année d'avant qu'ont éclaté les premiers cas de choléra. La Commission des logements insalubres visita alors la rue Sainte-Marguerite comme nous l'avions fait, maison par maison, logement par logement et, sur un rapport de notre collègue et ami M. Cartier, demanda la démolition de ce groupe d'habitations.

(1) *Annuaire de la ville de Paris.*

Ici encore le Conseil municipal de Paris, dès qu'il fut saisi par l'administration, a su prendre une décision énergique, et dans une délibération en date du 28 avril 1887, vota les 2,956,500 francs nécessaires pour l'expropriation et la démolition des immeubles signalés, qui ont été terminés le 15 décembre 1889.

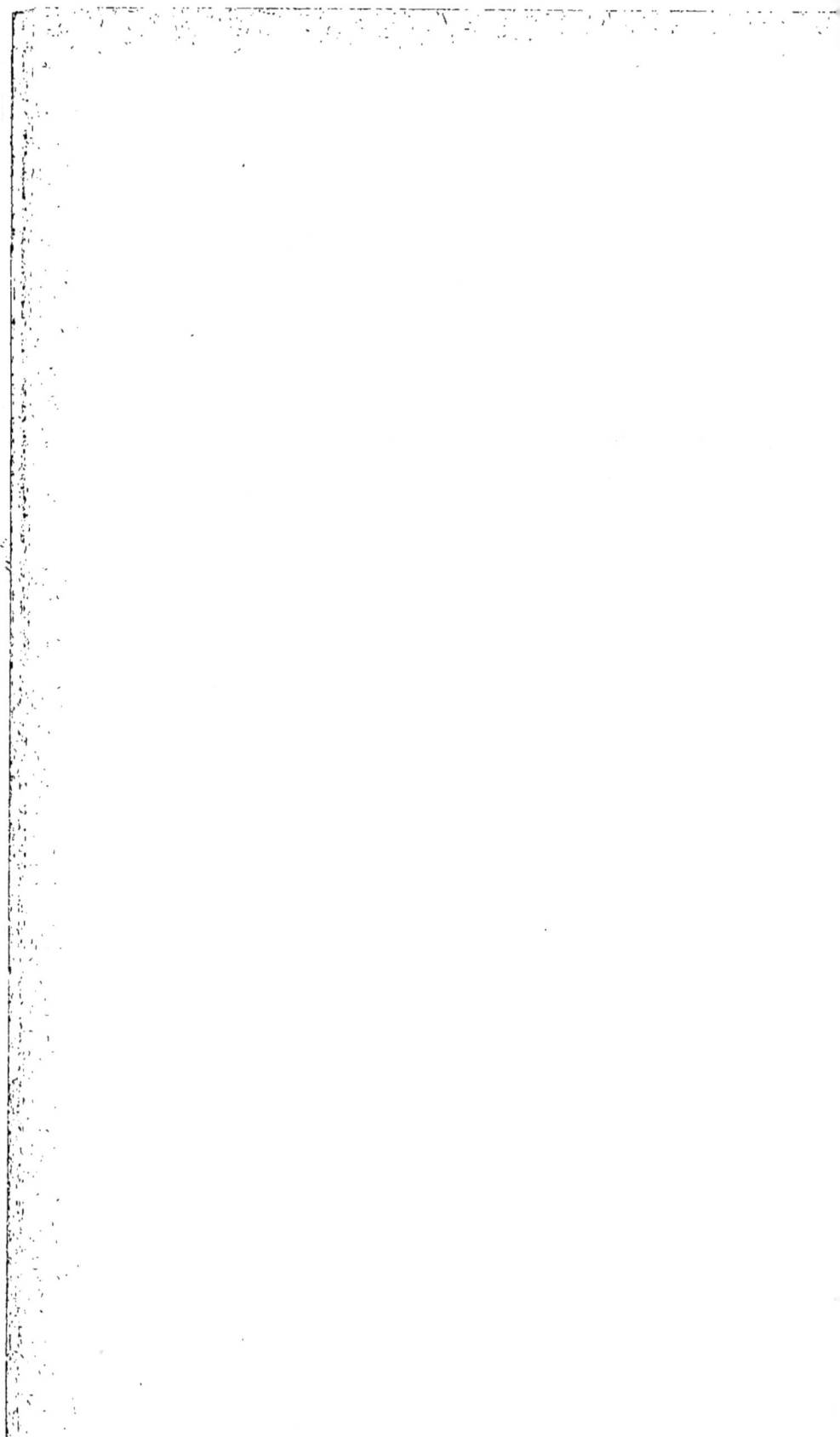

X

LE CLOS MACQUART

Dans le XIXe arrondissement, à l'extrémité de
la rue Secrétan, à la hauteur du n° 73, on trouve
à sa gauche un passage oblique qui conduit par
une pente douce à un vaste clos d'aspect accidenté dont le sol est en contre-bas des rues voisines. C'est là qu'était autrefois le chantier
d'équarrissage du sieur Macquart, et qu'en 1882
campait un groupe de chiffonniers formant une
agglomération d'environ 200 individus.

Depuis l'entrée du passage, qui est bordé de
chaque côté par un trottoir couvert d'immondices,
jusqu'au cul-de-sac qui le termine, le sol de la

voie d'accès, en mauvais état, est imprégné de liquides infects constitués par les eaux ménagères de toutes les cabanes voisines. Il existe bien de place en place un orifice de puisard par lequel on a eu l'intention de faire disparaître les eaux vannes répandues sur la voie, mais ces puisards dès longtemps colmatés se refusent à les absorber. Qu'il survienne une pluie abondante, la rue est transformée en une mare dont le trop plein se déverse dans certaines des maisons qui la bordent, et dont le sol est en contre-bas.

Le danger de cet état de choses au point de vue de la salubrité est d'autant plus grand, qu'il est superflu de dire que les déchets de l'industrie des habitants qui, comme nous l'avons dit, sont tous chiffonniers, sont jetés au devant de leur maison où ils pourrissent à ciel ouvert.

Nous n'insisterons pas sur l'aspect cachectique des malheureux qui habitent cette sentine ; signalons cependant qu'un grand nombre d'entre eux sont atteints de la mite des chiffonniers.

Il est toutefois, dans ce cloaque, une catégorie
de privilégiés, ce sont ceux qui ont eu l'heureuse
idée de s'installer sur un mamelon de 6 à 7 mètres de hauteur s'élevant en un des angles du clos,
dans treize cabanes qui ne seraient certainement
pas utilisées par un propriétaire soigneux pour y
abriter des animaux de quelque prix. Ces cabanes
cubent 7 à 8 mètres.

Construites en matériaux de rebut salpêtrés ;
couvertes en carton bitumé avarié, qui n'est main-
tenu sur le faîtage qu'à grand renfort de pavés,
formées par des portes non ajustées ; éclairées
par des fenêtres démunies de leurs vitres et de
leurs petits bois, ce sont de véritables tanières.
Sur l'éminence comme dans les parties basses du
clos, les malheureux habitants sont en lutte nuit
et jour, pendant la nuit surtout, avec une légion
de rats, anciens propriétaires du sol quand le
clos d'équarrissage était en activité, et qui reven-
diquent énergiquement leurs droits.

Dans la partie la plus reculée de l'enceinte,

où existent plusieurs culs-de-sac habités, loge le principal locataire qui administre ce refuge. Il est chiffonnier en gros ; c'est lui qui centralise les produits du travail nocturne de ses locataires, il a installé dans son dépôt un débit de boissons. C'est à son comptoir que vraisemblablement il paie les marchandises qu'il achète. Sans le calomnier, nous croyons pouvoir dire que le loyer de la semaine payé (et on l'exige d'avance), la plus grande partie de l'argent qu'il a versé comme chiffonnier en gros, lui rentre sous forme d'alcool débité à ses vendeurs. Et alors on se demande ce qui reste pour les besoins du ménage, pour tout ce petit monde qui s'alimente trop souvent faute de mieux, comme nous l'avons constaté *de visu*, avec les débris du chiffonnage ramassés dans les ruisseaux de Paris.

On n'est pas logé à bon marché dans le clos Macquart, le prix de la location par semaine varie de 1,50 à 2,50.

Par un de ces contrastes frappants que nous

avons fréquemment rencontrés à Paris, ce groupe d'habitations immondes n'est séparé que par un mur du parc des Buttes-Chaumont. Dans ce charnier, au milieu de ces misères noires, nous trouvons quelques intérieurs que le locataire a su rendre à peu près habitables par des prodiges de soin et de propreté. A ceux-là, nous demandions, mon ami le Dr Napias et moi, comment avec des habitudes d'ordre, de propreté, ils pouvaient venir loger dans de tels taudis. C'est, nous ont-ils répondu, parce que nous avons une nombreuse famille et que les propriétaires ne tolèrent pas les enfants. Quelques jours après nous étions à la préfecture de police, au bureau des passeports, quand se présenta un ménage jeune, de bon aspect ; il demandait à être rapatrié. On lui fait valoir que le travail ne manque pas à Paris. C'est vrai, disent-ils, mais nous avons une famille nombreuse et les propriétaires ne veulent pas de nous.

N'avions-nous pas raison de dire, en sortant de visiter ces cloaques, « ce n'est pas de la vertu, c'est de l'héroïsme qu'il faudrait à tout ce monde pour ne pas contracter dans ces bouges la haine de la société qui les tolère. »

Nous sommes en février 1890 ; curieux de savoir ce qui est advenu de notre plainte, nous retournons au Clos Macquart. Il est silencieux, désert. Les maisons construites sur la butte ont été rasées, les autres s'écroulent successivement sans qu'on les étaie ni les relève ; les habitants ont disparu allant exercer leur industrie sur d'autres points de la ville ou de la banlieue.

L'ancien exploitant, qui paraît avoir acquis dans son industrie une certaine aisance, reste seul en face de ces ruines, maudissant l'intervention « de la salubrité » qui l'a obligé à congédier ses victimes.

XI

INFLUENCE DE L'HABITATION INSALUBRE
SUR LA MORTALITÉ

La question des logements insalubres, qui est au fond la question du prolétariat et de la misère, n'est pas nouvelle. La Bruyère, Vauban, d'Argenson et tant d'autres nous en ont entretenus. Mais ces auteurs, en même temps qu'ils faisaient connaître au Roi l'état abject de ses sujets, lui signalaient comme une vertu surprenante leur patience et leur inaltérable respect.

Depuis cent ans, ce langage a changé. Les populations aux prises avec les nécessités, les exigences de la vie moderne, surtout dans les grands centres, ont demandé aide et protection à la science. Les hygiénistes sont venus à elles, apportant une curiosité obstinée, une rigueur extrême d'investigation à vérifier les doléances des philosophes et des moralistes. Cette intervention, il nous en souvient, fut au début fort mal accueillie ; les faits qu'elle mettait à nu étaient contestés, les procédés de recherche incriminés. La science, sans se soucier de ces clameurs intéressées, a continué sa marche en avant. Une branche nouvelle, la démographie est venue, en précisant les griefs, faire toucher du doigt les périls signalés.

Nous ne pouvons résister à la tentation de reproduire, à l'appui des opinions que nous défendons ici, un extrait du mémoire de l'éminent directeur du bureau de statistique de Buda-Pesth, M. Korosi (1), nous le recommandions dès 1878, aux méditations de ceux qui avaient encore quelque doute sur l'importance du problème qui nous

(1) Korosi, *de l'influence des habitations sur les causes de décès et sur la durée de la vie.*

occupe et sur la nécessité de le résoudre promptement.

Dans son travail, Korosi s'est proposé de dé-
montrer l'action nocive continue que les mauvais
logements exercent sur la santé de ceux qui les
habitent. A cet effet, il a classé les logements
qu'il a observés en quatre catégories :

1° Les logements habités par une ou deux personnes au plus, vivant dans la même chambre ;

2° Les logements habités par deux à cinq personnes ;

3° Les logements habités par cinq à dix personnes ;

4° Les logements dans lesquels il y a plus de
dix personnes par pièce.

Il a constaté d'une part que la mortalité par
suite des maladies contagieuses augmentait dans
une très forte proportion avec la densité de la population ; que dans les logements de la 3ᵉ catégorie, par exemple, le danger de succomber à une
maladie contagieuse était de 50 o/o plus grand

que pour les habitants de la 1re catégorie (1). Il a démontré, en outre, que dans les logements où la population est nombreuse, la mortalité par la débilité congénitale est énorme, ce qui, suivant lui, semble prouver que les enfants nés de parents qui habitent des logements trop peuplés n'ont pas la force suffisante pour vivre.

Ce savant pense que les habitations trop peuplées exercent une influence mortelle sur la durée de la vie, et rapprochant l'âge des décédés de la catégorie d'habitations dans laquelle ils étaient morts, il a établi : que dans les logements de la 1re catégorie, les décédés étaient morts à un âge moyen de 47 ans ; à l'âge de 39 ans, dans ceux de la 2e catégorie; à l'âge de 37 ans, dans ceux de la 3e catégorie; à l'âge de 32 ans, dans ceux de la 4e catégorie.

Il est certain, M. Korosi ne le dissimule pas, que l'habitation malsaine n'est qu'un des facteurs de

(1) L'épidémie de variole de la *Cité Jeanne-d'Arc* est absolument confirmative de cette opinion (Pages 79, 101).

cette mortalité qui est également influencée par le degré d'aisance des locataires, les travaux auxquels ils se livrent, etc. ; mais il insiste avec raison sur la régularité aussi sensible qu'inquiétante dans les phénomènes de vitalité de chaque catégorie d'habitations. Pour les logements situés dans les caves, Korosi évalue que leur influence est telle, qu'elle diminue de 2 ans le chiffre de la vie moyenne chez ceux qui les habitent.

Dans une communication faite à la Société de médecine publique et d'hygiène professionnelle de Paris, M. le professeur Brouardel (1) disait :

« Depuis vingt ans, on a prolongé la canalisation des égouts de la ville, on a amené de l'eau meilleure et en plus grande quantité, on a percé des rues nouvelles dans les parties agglomérées de Paris, on a élargi les anciennes voies, etc... et néanmoins,

(1) Brouardel, *Note sur la mortalité par quelques maladies épidémiques à Paris, pendant les douze dernières années,* lue à la Société de médecine publique (*Annales d'hygiène.* 1882, 3ᵉ série, tome VIII, p. 562).

toutes les maladies épidémiques ou contagieuses prélèvent chaque année sur la population une dîme mortuaire, dont le taux va sans cesse croissant. »

Et M. Brouardel appelait, non sans raison, sur ces faits toute l'attention des hygiénistes. A notre avis, les causes de cette différence de la mortalité épidémique à Paris sont nombreuses et l'insalubrité des habitations de la population pauvre en est une des plus actives (1).

On a successivement accusé les eaux, les égouts, les établissements insalubres périphériques de tout le mal. Puis, on s'est demandé si ces tuyaux d'évent des fosses fixes qui vomissent leurs gaz infects par des milliers de bouches à la même hauteur dans l'atmosphère parisienne n'étaient pas pour quelque chose dans les faits signalés. On a laissé de côté cette question grave de l'encombrement chaque jour plus grand, produit dans les habitations de la ville, par la superposition en nombre de plus en plus

(1) Voir page 152 la Mortalité comparée dans la rue Sainte-Marguerite et le 1er arrondissement.

considérable d'êtres vivants dans des locaux insuffisants aujourd'hui pour les riches comme pour les
pauvres. On ne construit plus que des logements
exigus dans lesquels on multiplie, quand le locataire peut les payer, tous ces agencements qui
constituent en apparence un appartement confortable; quant à la quantité pas plus qu'à la qualité
de l'air que l'habitant trouvera dans les pièces où
lui et les siens doivent passer une partie de leur
existence, des contacts qu'il y subit, personne n'en
a cure.

Ne cessons donc de réclamer avec instance
de l'air pur, une lumière vivifiante, de l'eau salubre dans ces logements, dont le dégoût pousse
l'homme au cabaret, la femme sur le trottoir, l'enfant dans le ruisseau.

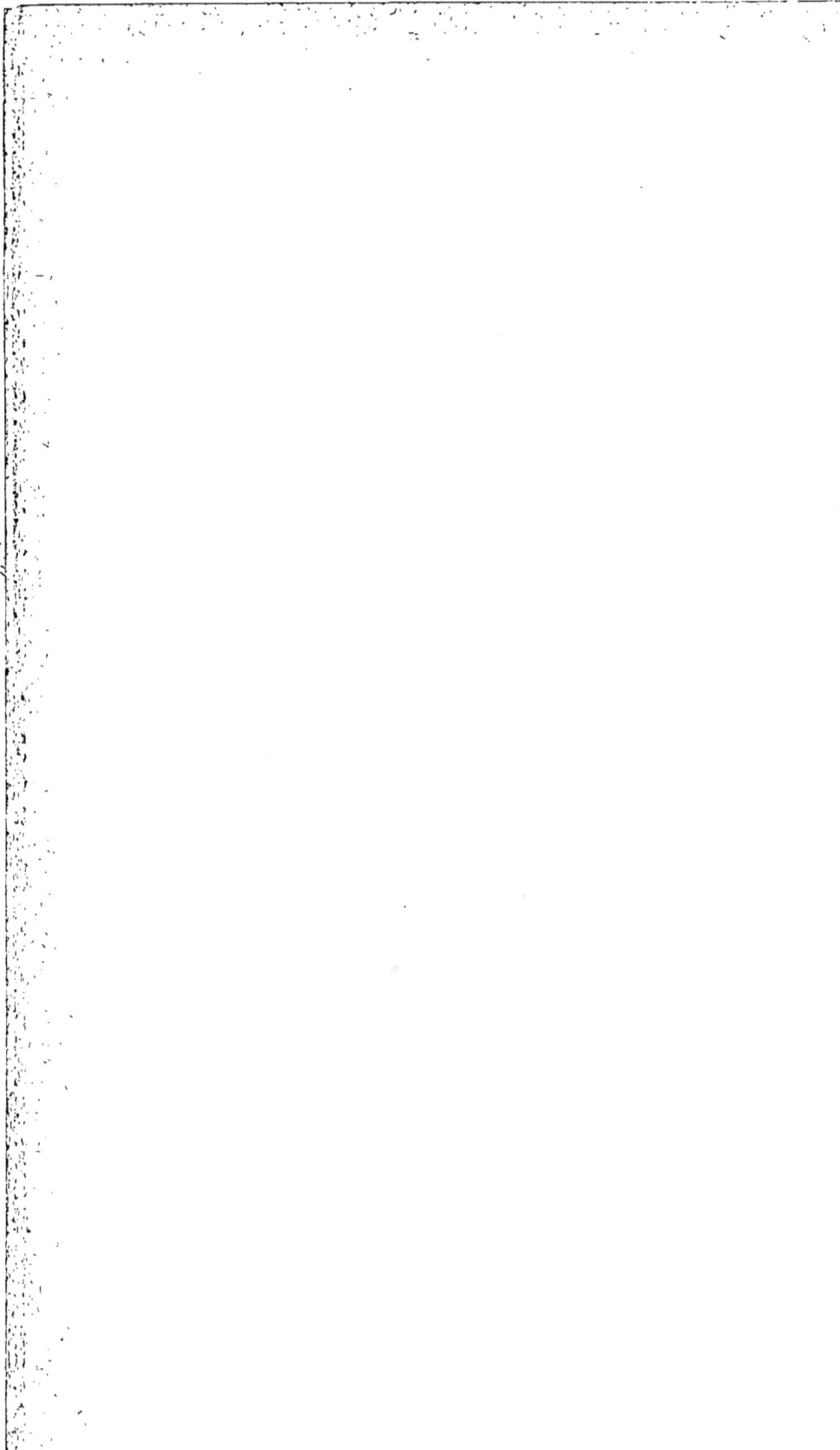

XII

MODIFICATIONS QU'IL FAUT INTRODUIRE
DANS LA LÉGISLATION

Il semble qu'il y ait dans notre pays deux catégories de lois, celles qu'on observe scrupuleuse-
ment et celles qu'on applique d'une façon inter-
mittente, suivant son bon plaisir, à son heure ; les
lois sanitaires sont de ce nombre.

Il est difficile de faire entrer un litre d'alcool
dans une ville soumise à l'octroi, sans payer les
droits, et s'il y a fraude, le délinquant est rigou-
reusement puni. Mais des centaines et des milliers
d'enfants peuvent, contrairement à la loi, entrer
dans nos écoles sans être vaccinés, exposant leurs

condisciples à la contagion et à la mort, sans que personne ne s'en préoccupe.

Nous pourrions multiplier ces exemples qui établiraient que nous avons plus souci du produit de l'impôt que de la santé publique.

On arrêtera cet homme ou cette femme qui tendent la main et on tolèrera qu'un propriétaire mette en location sans être inquiété des immeubles où s'affiche l'insouciance la plus parfaite de la santé et des mœurs publiques.

Nous n'ignorons pas sur quel domaine nous nous hasardons; aussi n'est-ce pas avec une assurance égale à notre conviction que nous indiquons quelques-unes des modifications les plus urgentes qui pourraient être apportées à la loi du 13 avril 1850 :

Et tout d'abord nous demandons la diminution des délais qui arrêtent actuellement la mise à exécution rapide des mesures d'assainissement prescrites par les Commissions des logements insalubres. Il est nécessaire que la loi fixe les délais d'instruction de chaque affaire à tous les degrés de la juridiction. On éviterait ainsi ces lenteurs systématiques que les propriétaires récalcitrants opposent aux améliorations les plus urgentes, les plus justifiées dans l'intérêt de la santé publique.

Les maisons habitées par leurs propriétaires et qui, par l'incurie de ceux-ci, peuvent devenir un danger au point de vue sanitaire pour leurs voisins, ne devraient-elles pas être ouvertes en cas de plainte aux investigations des Commissions des logements insalubres ? A cet égard nous pourrions nous autoriser des termes du rapport de M. de Riancey.

« Il reste une hypothèse qui, nous l'espé-« rons, sera très rare, mais qu'il importe de « prévoir, l'insalubrité du logement peut être telle « qu'aucun moyen n'y remédie. En présence du « danger mortel que courent les infortunés réduits « à s'y réfugier, l'autorité doit-elle rester désar-« mée? Quand elle aura procuré l'assainissement « des logements beaucoup moins dangereux, s'ar-

« rêtera-t-elle là où sa mission devient plus néces-
« saire ?

« Nous avons longtemps examiné ce qu'il y
« avait à faire. Nous avons reconnu que le moyen
« proposé par M. de Melun était le seul remède.
« Permettre l'interdiction du logement à titre
« d'habitation, interdire de le louer pour loger des
« êtres humains. »

Il s'agit, comme on voit, de logements loués et
non de logements habités par le propriétaire; mais
si au nom de l'humanité on se croit le droit
d'interdire la location de ces refuges qualifiés de
mortels par M. de Riancey, s'interdira-t-on d'in-
tervenir si c'est le propriétaire lui-même qui crée
ces foyers de contagion? Le rapporteur de 1850
a répondu ce nous semble à la question dans les
lignes qui suivent celles que nous venons de
citer :

« Est-ce violer la propriété, demande-t-il ; et il
« répond : Non, c'est seulement en interdire un
« mode de jouissance. »

Par quel glissement inattendu le même législateur, qui vient de se montrer si catégorique, ajou-
te-t-il ces autres paroles où la vérité et l'erreur se
trouvent confondues :

« Ces caves où végètent et meurent tant de
« misérables créatures, on pourra les louer pour
« un magasin, pour une écurie, pour un usage
« matériel quelconque. *Le propriétaire même pourra*
« *l'occuper s'il veut y exposer sa vie,* mais il ne lui
« sera pas permis d'en tirer un gain qui est pré-
« levé sur la santé, sur l'existence même de ses
« semblables. »

A quoi nous répondrons : en premier lieu ce
propriétaire a peut-être une famille, des serviteurs;
en second lieu, fût-il seul, la société ne saurait
admettre que par sa négligence outrée, il devienne
pour son voisinage une incommodité, et qui plus
est un péril. Il faut donc que la loi autorise de sé-
vir dans une habitation insalubre alors même
qu'elle n'est occupée que par le seul propriétaire.

D'autre part, n'est-il pas avéré que des logements loués par le propriétaire dans un état de propreté et de salubrité satisfaisants, deviennent à bref délai des foyers d'infection par suite de la présence de certains locataires, des aménagements qu'ils y pratiquent pour les besoins de leur industrie, comme aussi par l'accumulation des objets de toute nature et de toute origine qu'ils y rassemblent. Le locataire ne devrait-il pas être également poursuivi pour les faits d'insalubrité résultant de ces abus de jouissance ? La loi en vigueur est muette sur ce point.

Combien de fois, au cours de nos visites, n'avons-nous pas constaté que tel logement interdit pour cause d'insalubrité constatée était de nouveau occupé dans les mêmes conditions. Les malheureux que nous rencontrions étaient donc exposés aux mêmes influences nocives que leurs prédécesseurs avaient subies. On multipliait ainsi le nombre des victimes et c'était là le seul résultat que nous eussions obtenu. A cet endroit encore, il nous paraîtrait nécessaire d'étendre le progra mme de la loi et de lui donner un accent plus rigoureux. Nous ne pouvons comprendre comment on assimile des infractions formellement homicides à telle ou telle contravention pouvant intéresser la bonne tenue de la voie publique, mais que nous n'hésitons pas à qualifier de puériles. Nous persistons à réclamer l'amende et la prison contre ceux qui contreviennent ainsi aux arrêtés d'interdiction.

La plupart des grandes villes de l'Europe préoccupées de leur assainissement après de très dures épreuves, et engagées pour cet objet dans des dépenses considérables, ont jugé indispensable, dans l'intérêt du présent et en vue de l'avenir, d'édicter des règlements relatifs à la salubrité des constructions. Il est nécessaire que chez nous on entre dans cette voie (1).

(1) La Société française des habitations à bon marché, récemment fondée par M. Siegfried, qui se propose de recevoir et de vulgariser les indications remplies en tout pays pour avoir des logements salubres à bon marché, rendra dans cette voie les plus grands services. (Voir p. 209.)

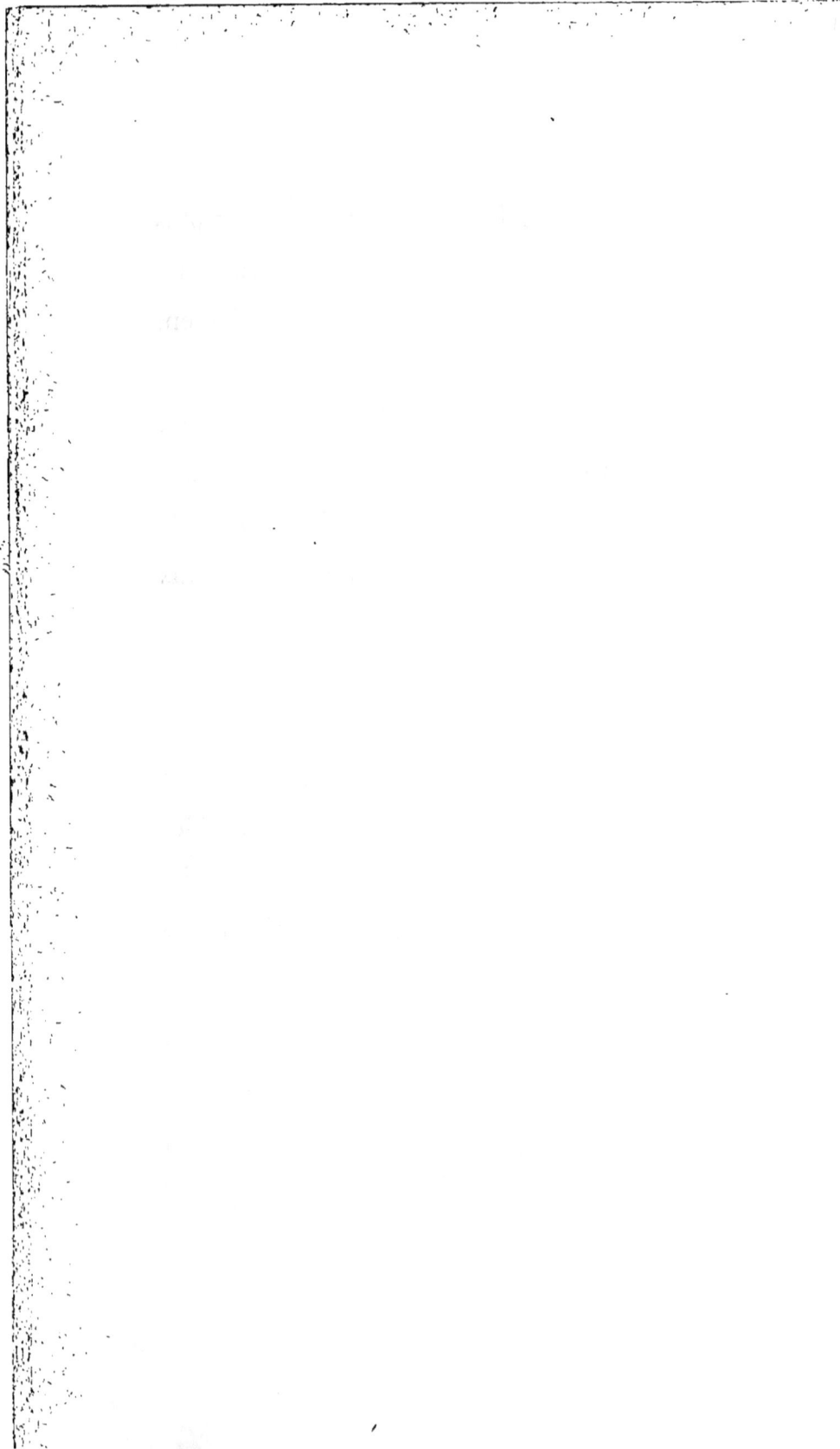

XIII

L'ASSISTANCE DOIT REMPLACER L'AUMONE

Certains d'entre nous, emportés sans doute par des visions d'idéal, critiquent, non sans raison parfois, mais toujours sans mesure, les hommes et les choses de notre temps. Le zèle de ces censeurs nous rassure sur notre avenir, il y a là évidemment de belles âmes.

Leurs admonestations, cependant, ne nous persuadent pas complètement et même, à tels instants, nous inclinons à penser que ce siècle, quoi qu'on dise, ne fera pas dans l'histoire une trop vilaine figure. Nous allons jusqu'à croire que dans ces années qui ont remué tant d'idées et vu naître plus d'un nouveau monde, notre pays tiendra sa place en bon lieu ayant une main sur les tables des Droits de l'homme, et portant dans l'autre quelques œuvres qu'il faudra compter.

Le jour du jugement venu, peut-être voudra-t-on bien considérer que, dans le domaine politique, nous avons montré un tempérament assez particulier. Ainsi dès la première heure de notre affranchissement nous réclamons le bienfait de la liberté pour tous, tandis que d'autres peuples qui l'ont acquise la gardaient pour eux seuls et la transformaient en un instrument de fortune personnelle et de domination. Il est vrai que nos pires ennemis qui se plaisent à porter sans cesse contre nous les accusations les plus imméritées n'oseraient jamais nous taxer d'égoïsme.

Peut-être aussi conviendra-t-on qu'après bien des aventures proches et lointaines où nous avons dépensé pour les autres à nos plus grands risques, le trop plein de nos sentiments d'humanité, nous en sommes venus à les pratiquer chez nous avec

un zèle et sous des formes ingénieuses, touchantes,
qui n'existent nulle part ailleurs.

Aux notions impératives et raisonnées de pré-
servation, de défense sociale, nous avons joint un
sentiment à la fois plus intime, plus élevé, complètement désintéressé. Jadis nous nous conten-
tions d'être charitables cordialement, mais sans
méthode, au hasard, en passant. Les créatures que
nous avions secourues venaient de la misère et y
retournaient sans que la pensée nous vînt de les
suivre. Aujourd'hui il n'en va plus de même, nous
voulons *connaître* ceux qui souffrent pour leur
continuer notre aide jusque dans leurs caves et
sous leurs combles, notre charité a pris la figure
d'un acte d'adoption, elle s'est fait une clientèle
perpétuelle de misérables, de leurs femmes, de
leurs enfants.

Il y a là comme une passion nouvelle et admi-
rable pour les déshérités qui nous anime et dont
on ne saurait prévoir ni mesurer les heureux résultats. Le nombre des intelligences qui en sont

possédées ne se compte plus, elles ont produit déjà des bienfaits nombreux qui atténueront certainement devant la postérité et les écarts et les erreurs que quelques-uns nous reprochent si amèrement, bien qu'ils en doivent partager avec nous la responsabilité.

APPENDICE

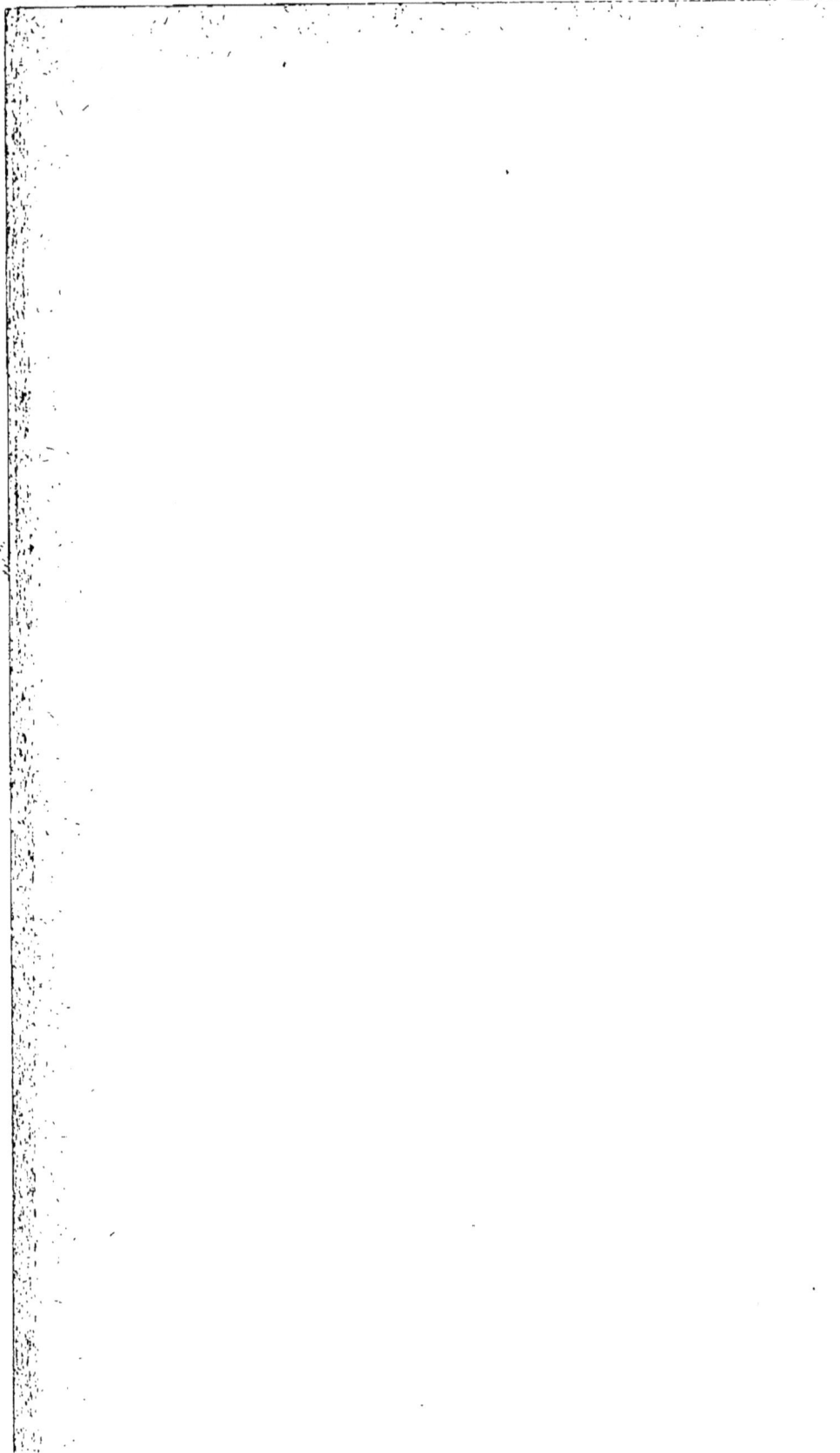

I

LA QUESTION DE L'HABITATION DU PAUVRE DEVANT
L'ACADÉMIE DES SCIENCES MORALES ET POLI-
TIQUES.

I

En 1882, M. Jules Simon a bien voulu présenter à l'Académie des Sciences morales et politiques (1) un certain nombre de nos travaux
comprenant quelques-unes des monographies que
nous avons réunies dans ce volume. Nous croyons
qu'il ne sera pas sans intérêt de reproduire ici les
considérations dont il a accompagné sa présenta-
tion :

M. le Dr Du Mesnil est membre depuis huit ans
de la Commission des logements insalubres. On peut

(1) *Séances et travaux de l'Académie des Sciences morales et politiques,* 42ᵉ année. Paris, 1882, p. 933, t. XVII.

dire que son active et intelligente sollicitude avait
devancé la loi, car il avait, avant 1870, appelé l'attention publique sur cette misère, qui est cause de tant
de misères. Vous n'avez pas oublié, Messieurs, les campagnes entreprises, à diverses époques, contre les logements insalubres par plusieurs membres de cette Académie. MM. Villermé, Blanqui, Louis Reybaud. Je
me cite moi-même parmi eux, puisque M. Du Mesnil
a bien voulu rappeler mon nom. Après chacun de ces
efforts, on a pu croire que la cause était gagnée. La
loi du 29 avril 1850 a certainement produit de
grandes améliorations. Si vous voulez savoir combien
il s'en faut que la transformation soit complète, lisez
le court et navrant travail de M. Du Mesnil.

Paris, depuis trente ans, est devenu une ville nouvelle. On a pu discuter sur les moyens financiers;
l'effet général est beau et grand. Nous avons une
multitude de belles rues bordées de maisons bien
bâties, dont quelques-unes même sont magnifiques.
Nous ne voyons guère et ceux qui visitent Paris, ne
voient guère que ces quartiers nouveaux. On est sur-
pris quelquefois, en traversant un boulevard ou une
avenue, d'entrevoir l'extrémité d'une ruelle étroite,
où le jour, l'air, la propreté, l'esprit moderne ne pénètrent pas; nous en avons une, la rue de Nevers, à
quelques pas de l'Institut; en général, pour trouver
de véritables cloaques, il faut aller jusqu'aux extrémités de la ville, dans les faubourgs, dans les villages
annexés, ou particulièrement aux environs des fabriques.

Là, on ne se trouve pas, comme dans les ruelles du centre, en présence de maisons vieilles de plusieurs siècles. Ces logements ont été construits il y a quelques années; quelques-uns datent d'hier. Notez ce fait, car il est grave. Ici on n'a pas le courage d'abattre, là on a le courage de bâtir. Il y a des cahutes de sauvages, abris plutôt que maisons, où une seule créature humaine peut se glisser, sans jamais se tenir debout, et des maisons immenses, telle que la *Cité Jeanne-d'Arc*, divisée en 1200 locations et habitée par plus de 2,000 personnes.

Ce qui manque d'abord aux habitants, c'est l'espace. L'ordonnance de police exige 14 mètres cubes par personne. M. Du Mesnil cite des cabinets n'ayant que 11 mètres cubes, il y en a un grand nombre; ceux de 10 mètres cubes sont encore assez nombreux. Il en a mesuré qui n'ont que 8 mètres. Il en cite un qui n'a que 6^{m}41. Dans une chambrée de cinq personnes, chaque locataire n'a que 4^{m}80.

Il décrit un cabinet situé sous le rampant du toit dans une maison de la rue Sainte-Marguerite. Celui-là compte 10 mètres 56. Mais le côté le plus haut n'a que 1^{m}52; le plus bas, 1^{m}16. On y accède par une porte de 0^{m}50 de largeur. Il est aéré par une baie de 30 centimètres sur 62. C'est un chenil, dit-il.

L'air n'est pas toujours en raison de l'espace. Dans de longues chambrées en forme de couloirs, éclairées par une seule lucarne, et dont le plafond va en s'inclinant, le dernier lit n'a ni air ni lumière. M. Du Mesnil connaît une de ces chambrées qui contient une

rangée de 14 lits. On se demande ce que respire le
locataire du 14° lit. Très souvent, au lieu de fenêtre,
on n'a qu'une lucarne. Cette lucarne ne donne pas
toujours sur la rue. Plusieurs s'ouvrent sur des cours
infectes, ou sur des escaliers, ou sur des couloirs. Il
n'y a pas de cheminées, aucune prise d'air.

Il faut bien parler des cabinets d'aisances. M. Du
Mesnil constate qu'un nombre considérable de ces
logements n'en ont pas. Entendez bien qu'ils n'en ont
pas. La cour, s'il y a une cour, la rue, l'escalier, quelquefois la chambre, sont le réceptacle de toutes les ordures. Il cite un garni sur le quai Valmy où les ordures
s'amoncellent depuis si longtemps, que l'herbe y a
poussé. Quand il y a des cabinets, ils sont insuffisants pour le nombre des locataires. Dans une maison
de la rue Sainte-Marguerite, il n'y en a que deux pour
112 habitants. Pas de fermetures ; des trous béants.
Pas d'écoulements pour les urines, qui constituent
une mare permanente. Les tuyaux de chute traversent
quelquefois des chambrées sans être recouverts par
aucune enveloppe. Il en a trouvé qui sont crevassés,
de sorte que les matières fécales se répandent au dehors. Dans plusieurs maisons, les cabinets sont placés
de telle sorte que leurs exhalaisons envahissent directement les dortoirs. Dès le seuil on est pris à la gorge.
Une nuit passée dans ces logements, suivant M. Du
Mesnil, est beaucoup plus débilitante, beaucoup plus
dangereuse qu'une journée du travail le plus pénible.

L'eau manque. Il n'y en a pas pour laver le local,
ni pour se laver soi-même. Et qui songerait à se laver

dans ces ordures ? Il n'y pas non plus d'éviers ou de plombs. Quand par hasard il y en a, leur saleté est révoltante pour tous les sens.

Le sol n'est pas toujours planchéié ou même carrelé. Les immondices s'y accumulent, le couvrent entièrement. Le rapporteur cite des cours où l'accumulation d'ordures est si énorme que les pièces du rez-de-chaussée se trouvent maintenant en contre-bas. Elles reçoivent les écoulements de toute nature par leurs portes mal jointes et crevassées.

On imagine quel peut être le mobilier. Il n'y a pas même toujours de lit. Au moment de la visite, dans une chambre habitée par une famille de six personnes, il n'y avait que deux lits à moitié pourris. Dans l'un était un enfant avec la fièvre typhoïde, dans l'autre le mari paralytique.

Les logeurs entassent les hommes dans ces taudis, sans aucun souci des règlements ; ils y entassent aussi quelquefois les bêtes pêle-mêle avec les humains. L'odeur qui se produit est indescriptible. On peut dire, à la lettre, qu'on y respire la mort.

Un médecin de Buda-Pesth, M. Joseph Korosi, a divisé en quatre classes les garnis de la ville qu'il habite, selon le nombre des locataires qui occupent une chambrée, et il a trouvé que la mortalité avance très rapidement avec l'accumulation.

Première classe, 2 habitants par chambre, mortalité 47,61.

Deuxième classe, de 3 à 5 habitants, mortalité 39,51.

Troisième classe, de 6 à 10, mortalité 37,10.

Enfin, quatrième classe, au-dessus de 16, mortalité 32,3.

D'autres causes concourent sans doute avec l'accumulation pour produire l'accroissement de mortalité ; mais il est impossible, selon M. Korosi, de ne pas être frappé de la proportionalité constante.

On comprend avec quelle rapidité les épidémies se propagent dans ces enfers, en voici un exemple : un réserviste, ouvrier d'une raffinerie, revient du régiment infecté de la variole. On le garde dans son garni, ce qui est une infraction au règlement, et il y guérit. Il communique l'infection à 23 locataires, 18 meurent. Le fait est de l'an dernier.

Il s'en faut que j'aie tout dit. En voilà assez pour faire réfléchir ou pour faire frémir. On lira M. Du Mesnil.

Que faut-il faire ? Assainir, interdire, bâtir.

Assainir, c'est quelquefois impossible.

Alors, il ne reste qu'à interdire. La loi ne le permet pas toujours, elle est à tous égards insuffisante. Elle n'arme pas assez l'administration. Elle prononce des amendes dérisoires et ne prononce que des amendes. Elle n'établit aucune solidarité entre le propriétaire, l'usufruitier et l'usager, ce qui donne lieu à de nombreux procès entre les intéressés et à des délais interminables, pendant lesquels les mesures du salut public sont ajournées. Elle remet le jugement définitif au conseil de préfecture, sans l'obliger de prendre l'avis du conseil d'hygiène. On fait faire les travaux d'assai-

nissement par les propriétaires, même en cas de réci-
dive, au lieu de charger l'administration de les exécuter d'office en lui donnant recours pour les frais
d'exécution contre le propriétaire ou l'usufruitier
condamné. Elle ne prévoit pas le cas d'expulsion en
masse de toute une population, et ne prend aucune
mesure pour la recueillir. Elle ne prescrit aucune règle
pour la construction des maisons aux propriétaires et
aux architectes. Elle ne rend pas même obligatoire la
création des commissions des logements insalubres ;
elle s'en rapporte à la décision arbitraire des conseils
municipaux. Toute cette législation doit être rema-
niée de fond en comble.

Un important mémoire de M. Émile Laurent, cor-
respondant de l'Académie, dont lecture nous a été
donnée dans une précédente séance, prouve que la
question est à l'étude. La commission des logements
insalubres de la Seine a préparé, de son côté, un projet complet, mais il faut que l'initiative d'une nouvelle loi soit prise par un ministre ou par un membre
du Parlement.

Il ne suffira pas de supprimer ou d'améliorer les
logements qui existent ; il faut bâtir. Cela coûtera très
cher. Il n'est pas permis, en de telles matières, de
regarder à la dépense. C'est comme pour une inonda-
tion, un incendie, une famine, une peste. Il s'en faut
que les nécessiteux soient les seuls intéressés. La
ville entière, les riches sont menacés. L'infection qui
naîtra dans les garnis se propagera dans les palais.
Une administration prudente donnerait tout l'argent

nécessaire, ne fût-ce que par mesure d'économie.

Il y a d'ailleurs mille précautions à prendre. Il ne faut pas faire de casernes ; elles seraient désertes. Il ne faut pas commencer par détruire des multitudes de logements, dont les locataires, affluant sur ce qui reste, augmenteraient partout l'insalubrité et la cherté.

Voici une histoire qui s'est renouvelée plus d'une fois : un jour arrive où les habitants d'un quartier en démolition ne trouvent rien, ou ne trouvent que des logements pour eux inabordables. Après avoir erré de toutes parts, ils finissent par s'arrêter, comme des naufragés, sur un terrain vague qu'on leur loue ; et là, avec des feuillets, avec des torchis, avec du carton bitumé, avec des débris de toute espèce, ils construisent des huttes de sauvages, où ils s'installent. La plupart sont sans famille. Quelques-uns ont une famille, ce qui est plus triste. Qu'on me pardonne ce mot. Il y en a qui ont avec eux des poulets et des lapins. Ceux qui ont un métier sédentaire montent leur établi, M. Du Mesnil en connaît qui mettent leurs propres lits en location pendant la journée. Ils se couchent, le soir dans ces lits, et les autres, dont le travail ordinaire est un travail nocturne, s'y couchent le matin. Le lit n'est pas refait, la literie n'est pas changée. Il y a, pendant le jour, un nombre double d'habitants ; imaginez la puanteur et le danger. Dans ces huttes, on ne connaît pas les lieux d'aisances, on n'a pas d'eau, on n'a pas de cheminée, on n'a pas toujours de fenêtre, la porte suffit à éclairer et à ventiler ; on n'a pas de toit bien joint, la pluie et la neige

pénètrent ; on n'a pas de plancher, on vit sur la boue,
on n'a pas de rue, on circule dans un cloaque. Ce
camp de barbares, habité peut-être par d'honnêtes
gens, est à Paris. Les ouvriers l'appellent la *cité des
Kroumirs*. La cité des Kroumirs est voisine de la cité
Doré, principalement habitée par des chiffonniers, et
dont M. Du Mesnil a fait une description si terrible.
Tout dernièrement un habitant de la cité Doré a écrit
au préfet de police pour se plaindre du voisinage de
la cité des Kroumirs. Ce foyer voisin d'infection lui
semble dangereux pour le foyer d'infection que lui-
même habite. Il a raison.

M. le Dr Du Mesnil parle surtout du danger physique, c'est son rôle de médecin. Il indique les conséquences morales. Est-il besoin de les développer ?
Nous comptons sur la famille pour régénérer la
société : cherchez-la dans ces horreurs et dans les
ténèbres.

Mais comment de tels faits se passent-ils à Paris ?
Est-il possible que le rapport dont je vous parle ait
été lu et adopté par la commission des logements insalubres de Paris dans sa séance du 6 janvier 1882,
c'est-à-dire hier en quelque sorte ? Que fait-on de la
loi de 1850 ? de l'ordonnance rendue par M. Albert
Gigot le 7 mai 1878 ?

M. Du Mesnil nous apprend, dans une note com-
muniquée en août 1878, au congrès international d'hygiène, que la commission départementale d'hygiène et
la commission des logements insalubres réclament
depuis deux ans et demi des mesures d'assainissement

que le propriétaire n'exécute pas. Et nous voyons que
les mêmes améliorations pour le même établissement
sont encore demandées, il y a quelques semaines,
devant le Conseil municipal de Paris par un con-
seiller, M. Georges Martin. Ainsi l'administration est
tenue en échec depuis cinq ans au moins, il y a
même des raisons de penser que ces réclamations remontent à l'année 1869. Mais ce n'est pas seulement
l'administration qui est en échec, c'est la loi.

Maintenant le Conseil municipal est saisi. Il a invité
le Préfet, par une délibération spéciale, à mettre fin à
cette guerre étrange, entreprise au moyen d'une loi
mal faite contre l'administration publique et la santé
publique. La réforme d'une cité ouvrière serait un
mince résultat. C'est la loi qu'il faut réformer. Il y
va de l'honneur de la civilisation, de l'honneur de
Paris.

II

Dans une autre séance, l'Académie des Sciences morales a entendu un rapport verbal de M. G. Picot (1) sur notre travail intitulé : *une Rue du Faubourg Saint-Antoine en 1883.*

Le rapport a donné lieu à une discussion à laquelle ont pris part MM. Léon Say, Frédéric Passy, Levasseur, et que nous reproduisons intégralement :

M. Picot. — J'ai l'honneur de déposer sur le bureau de l'Académie une *Étude sur l'habitation du pauvre à Paris* et une *Note sur une rue du faubourg*

(1) *Séances et travaux de l'Académie des Sciences morales et politiques*, tome XXI, p. 440, année 1884.

Saint-Antoine en 1883. L'auteur M. le D^r Du Mesnil est bien connu de l'Académie. A plusieurs reprises, elle a entendu prononcer son nom. Nul ici n'a perdu le souvenir de l'éloquent rapport dans lequel, au mois de mai 1882, M. Jules Simon signalait les travaux de M. Du Mesnil et décrivait d'après lui la *cité des Kroumirs.*

Déjà plus d'un de nos confrères avait entretenu l'Academie de la question des logements insalubres, et on se rappelle les travaux de M. le Dr Marjolin et de M. Laurent.

Ce n'est pas seulement un hommage rendu au dévouement éclairé de savants hygiénistes, c'est un appui dans la campagne qu'ils mènent contre un foyer incessamment accru de pestilence morale. Savez-vous qu'à la suite des publications de 1882, au lendemain du rapport de M. Jules Simon, la *cité des Kroumirs* disparaissait ? M. Du Mesnil a donc raison de parler, il a raison d'élever la voix et de ne jamais se lasser.

L'habitation du pauvre à Paris fait passer sous nos yeux le résumé de toutes les misères que vous connaisssez : terrains vagues, profondément imprégnés et comme saturés de matières animales, baraques en planches mal jointes, posées sur un sol humide, mauvaises clôtures, fenêtres fermées avec des papiers huilés, lits absents et remplacés par des litières de copeaux ou de chiffons fétides sur lesquels sont agglomérés sans distinction de sexe les habitants de ces huttes où un fermier soucieux de la santé de ses bêtes à corne ne les voudrait pas loger, voilà les constructions qui sont louées à des prix annuels variant entre 150 et 300 francs, et que décrit avec une douloureuse précision la brochure que je vous présente.

La *note sur la rue Sainte-Marguerite-Saint-Antoine en 1883* est un exposé plus restreint et plus précis encore du même sujet. L'auteur va non plus de baraque en baraque, mais de garni en garni; il nous montre l'existence des chiffonniers vivant au milieu des débris délétères ramassés pendant la nuit et respirant un air empoisonné dans les réduits dont le cube d'air n'atteint pas le tiers de la quantité reconnue nécessaire.

M. le D^r Du Mesnil signale un fait nouveau que je recommande à ceux qui hésiteraient encore à approuver l'obligation scolaire. Si on visite le même logement un jour de classe ou un jour de congé, on saisit très nettement l'influence heureuse de l'envoi à l'école. L'instruction a donné quelques heures d'air salubre à ces enfants que la nuit va rendre à la promiscuité d'une chambre infecte.

Chaque hôtel garni est décrit, et ceux qui auraient souci de la vérité peuvent aller voir ces bouges avant qu'une enquête indispensable en ait fixé à tout jamais le caractère.

En lisant cet exposé, comment en effet ne pas se rappeler les enquêtes de notre savant confrère M. Baudrillart? Grâce à lui, nous avons connu et comparé la situation des paysans dans nos provinces agricoles.

N'y aurait-il pas une œuvre à accomplir, en nous montrant les souffrances morales et physiques qu'entraîne à sa suite l'incroyable encombrement de Paris? Le mal existait déjà quand vous entendiez votre confrère M. Blanqui faire, en 1848, une description hideuse de l'état des habitations, lorsque vous chargiez M. Villermé d'étudier ces questions, lorsque l'un de vous, examinant le sort de l'ouvrière et la suivant dans les réduits où elle végétait à Reims, à Rouen, à Elbeuf, à Amiens, nous présentait le tableau le plus éloquent et le plus saisissant appel qui ait été fait de notre temps à la pitié publique et aux réflexions des hommes d'État.

Mais quand l'Académie des sciences morales et politiques provoquait ces enquêtes, Paris comptait 1,500,000 habitants; il en renferme aujourd'hui deux millions et demi. Les indigents étaient au nombre de 73,000; ils atteignent aujourd'hui 123,735. En 1880 on comptait 80,000 locataires en garni; il y en avait, en 1882, 243,564.

Ce qui vous préoccupait, il y a 35 ans, mérite donc de vous alarmer aujourd'hui. L'accroissement indéfini des agglomérations urbaines est un des problèmes les plus mystérieux de notre temps. Le moraliste et l'économiste se sont également troublés. Londres, qui est en tête des villes du monde avec ses 3,000,000 d'habitants, voit chaque année 110,000 âmes s'ajouter à sa population qui a dépassé celle de l'Écosse et qui aura atteint 6,000,000 à la fin du siècle. Paris marche dans la même voie de progression rapide. Pour peindre le mouvement ascensionnel de sa population, on a dit, sous une forme saisissante, que chaque année une ville comme Orléans devait être construite à Paris pour loger les 60,000 nouveaux habitants que la province lui envoyait. Si ce mouvement se maintient pendant 16 ans, et tout contribue à faire croire qu'il s'accélérera, c'est 4,000,000 d'âmes que renfermera en 1900 le département de la Seine.

Ces amoncellements, inconnus jusqu'ici, ont fait naître des souffrances spéciales, des misères qui alimentent dans des proportions imprévues les hospices et les prisons. Tous ceux qui ont souci de la moralité publique doivent s'unir pour chercher ce qui peut être fait pour corriger ces maux.

Assurément il faut souhaiter la réforme toujours retardée et fort insuffisante de la loi sur les logements insalubres. Mais cette mesure ne suffit pas. A Londres, nos voisins se sont trouvés en présence des mêmes difficultés. Ils ont commencé par mettre ordre à la police des garnis. C'était courir au plus pressé. Aujourd'hui l'inspection se fait avec la plus louable sévérité. Ceux que j'ai visités, au milieu de la nuit, à l'improviste, m'ont prouvé que les règlements sanitaires édictés par la loi étaient observés. Si nous en étions là, nous ne lirions plus la plupart des répugnantes descriptions de M. Du Mesnil. Le progrès serait grand. Le mal serait limité, mais non guéri.

Il faut faire plus et entrer à Paris dans la voie ouverte à Mulhouse, à Anzin, au Creusot, au Havre,

partout où le développement rapide de l'industrie a
entassé sur un petit espace des populations ouvrières
qui se sont trouvées sans logement aéré, en dehors
des conditions d'hygiène qui permettent à la famille
de croître et de prospérer. Il n'est pas une des villes
industrielles françaises où nous pourrions trouver des
modèles et admirer de généreux efforts.

A l'étranger le mouvement est le même.

Il y a peu de semaines, notre confrère M. Léon Say,
revenant d'un rapide voyage en Lombardie, nous ra-
contait, dans la plus intéressante des études, les efforts
faits à Milan par la Société des logements à bon marché, et comment la caisse d'épargne de Bologne a
pris sur ses bénéfices une somme de 20,000 francs
pour augmenter le capital de la société des maisons
ouvrières (1).

(1) M. Léon Say a visité à Milan les maisons ouvrières :
Voici ce qu'il en dit dans sa brochure intitulée : *Dix jours
dans la Haute-Italie* (Guillaumin). « M. Pavesi, député
de la partie rurale de Milan, élu, quoique appartenant au
parti avancé, grâce à la clause de représentation de la mi-
norité, dont M. Pernolet s'est fait le défenseur si persévé-
rant chez nous, — M. Pavesi nous explique que, après
avoir fait bâtir quelques maisons, la Société des logements à bon marché a obtenu de l'Etat un vaste terrain
à bas prix. C'est la seule intervention de l'Etat. Une loi a
permis au ministre des finances de vendre à un prix très
peu élevé et certainement inférieur au cours, de vastes
terrains qui appartenaient au domaine. Nous voyons les
maisons déjà construites, et nous visitons, dans une de
ces maisons, le seul député ouvrier du parlement italien,

En même temps, à Londres, l'auteur d'une brochure anonyme poussait un cri d'alarme tel que celui
du D^r Du Mesnil, et l'un des chefs du parti conserva-
teur, lord Salisbury, y répondait en demandant que le
gouvernement prît l'initiative de la construction des
maisons ouvrières (1). Or à Londres, il existe 1240 so-

M. Maffi, ouvrier typographe. Il a acheté sa maison 2,583
francs, et il la paye en 25 ans à raison de 170 fr. par an. »
(Pages 9, 10 et 68.)

(1) Si nous voulions rassembler les lois votées par le
Parlement anglais en vue de l'assainissement des logements d'ouvriers depuis trente ans, nous remplirions
aisément un volume. En Angleterre on ne craint pas de
multiplier les actes législatifs en faisant plusieurs années
de suite des lois de détail et d'amendements, puis en les
abrogeant pour refaire une nouvelle expérience avec une
facilité dont nous n'avons nulle idée en France.

Au début, c'est-à-dire vers 1840, des Sociétés s'étaient
formées pour l'amélioration des logements d'ouvriers.

Ce fut en 1851, que fut votée, sur l'initiative de lord
Ashley, depuis lord Shaftesbury, la première loi sur les
logements d'ouvriers. Il s'agissait de faciliter les emprunts,
que voudraient contracter, pour construire des logements,
les villes ou paroisses. Cette loi, aussi bien qu'une seconde votée en 1855, ne produisit aucun résultat.

Vers 1863, les grands travaux publics dans lesquels la
ville de Londres s'engagea, à l'imitation de Paris, rame-
nèrent les esprits vers la question ouvrière. On voulut
obliger les villes qui détruiraient des agglomérations ouvrières à réédifier à leurs frais un nombre égal de logements.

Un acte de 1866 organisa un système de prêts fonciers,
par l'Etat, moyennant un intérêt de 4 o/o. Cette création

ciétés formées pour élever des logements d'ouvriers
(*building societies*).Ce chiffre ne paraît pas encore suffisant, et telles sont les alarmes que, dans le pays de
la libre initiative, un tory ne craint pas de réclamer
l'aide de l'État. Si un Anglais défend cette doctrine,

d'une sorte de Crédit foncier donna les meilleurs résultats et permit aux villes, aux Sociétés et aux particuliers
de multiplier les efforts.

Les logements en garni préoccupaient non moins le
Parlement qui votait en 1848, en 1851, en 1853, et enfin
en 1866 des mesures de plus en plus énergiques pour ré-
primer l'encombrement. Les autorités locales s'étant
montrées faibles. M. Torrens, en 1868, fit voter un acte
créant dans les villes de plus de 10,000 âmes un officier
de salubrité dont les pouvoirs allaient jusqu'à la démolition de l'immeuble infecté. Les indemnités de réparation
ou les dépenses de démolition seraient prises sur des fonds
d'emprunts remboursables en trente ans par le propriétaire et alimentés par l'impôt.

En 1879, M. Torrens présenta un second bill destiné à
faciliter la reconstruction des maisons détruites. C'était
une extension de l'acte de 1866, en ce sens qu'il rendait
plus aisés les emprunts et en abaissait à 3 1/2 pour cent
l'intérêt.

En 1875 et en 1879, des actes étendant les pouvoirs des
villes furent votés, mais malgré les facilités d'emprunt
qui furent accordées, très peu de villes en usèrent.

Des lois spéciales pour Liverpool (1864), Glasgow (1866),
Edimbourg (1867), produisirent les meilleurs résultats.
En résumé, le *Metropolitan board of works* ne construit
par lui-même aucun logement d'ouvriers, mais il loue à
longs termes le terrain aux Sociétés privées qui élèvent
les maisons ouvrières. Extrait d'une note émanant du
Board of trade.

comment s'étonner qu'en France on demande au gouvernement des subventions, des garanties, en un mot une immixtion qui nous ferait entrer dans la voie fatale du socialisme d'État. C'est un remède qu'il faut répudier à tout prix, car les conséquences en seraient incalculables. Le meilleur moyen de combattre ces idées fausses est de montrer que les sociétés de logements à bon marché trouveraient la rémunération de leurs capitaux.

En construisant loin du périmètre habité, sur des terrains à bon marché, en reliant les nouveaux centres à la ville par des moyens de transports économiques, des maisons peuvent être louées à des prix égaux ou même inférieurs aux logements malsains que signalent nos commissions d'hygiène.

Aux environs de Londres, une maison de trois chambres avec un petit jardin coûte 222 francs par an, auxquels il faut ajouter 65 francs de chemin de fer, soit au total 287 francs de loyer.

A Milan, l'ouvrier devient propriétaire en 25 ans moyennant un loyer de 170 francs amortissement compris.

Un acte du 18 août 1882 a contribué à simplifier la législation sur les logements d'ouvriers. (*Annuaire de la Société de législation comparée*, p. 257).

On pourra lire l'article de lord Salisbury dans la *National review*, novembre 1883, et les quatre articles en réponse dans le *Nineteenth century*, de décembre 1883.

La seule tentative que nous connaissions à Paris est celle d'Auteuil dont les maisons sont louées au prix trop élevé de 400 francs, parce que le champ d'expérience a été choisi en un quartier où le terrain est trop cher. Tous ces calculs ne sont pas du domaine de l'Académie. Agir vite et agir sans demander à l'État ce qu'il ne peut donner, voilà ce qu'il convient de faire sans tarder. Nous ne sommes pas en présence de maux que le cours naturel des choses, le développement des faits, ce grand redresseur d'abus qu'on appelle le temps puisse réparer. Le désordre est là, nous préparant pour un avenir prochain le germe d'épidémies meurtrières ou de sanglantes insurrections.

Vous lirez les travaux du D^r Du Mesnil ; vous reverrez ces descriptions hideuses, vous pénétrerez par la pensée dans ces huttes sordides, vous respirerez pour un instant ces infections qui empoisonnent à la fois le corps et l'âme et quand, écœurés d'une telle lecture, vous fermerez le livre, vous sentirez le besoin de répéter avec l'auteur : « Ce n'est pas de la vertu, c'est de l'héroïsme qu'il faudrait à tout ce monde pour ne pas contracter dans ces bouges la haine de la société qui les tolère. »

A la suite de la lecture du rapport de M. Picot, plusieurs membres de l'Académie ont présenté les observations suivantes :

M. Léon Say dit qu'on tourne dans un cercle vicieux; l'ouvrier est parfois mal logé ; on lui conseille de s'entourer de confort, d'air, de lumière. C'est comme si on ordonnait à un indigent un voyage en Italie pour le rétablissement de sa santé. Pour avoir les logements à bon marché, faudrait-il recourir à l'intervention de l'État ? Le socialisme d'État n'est pas un but à poursuivre. Les sociétés anglaises de construction n'ont réussi que parce qu'elles sont fondées sur l'épargne. Avec l'épargne, si l'ouvrier peut se l'imposer, on ferait des merveilles.

M. Paul Leroy-Beaulieu croit qu'il y a exagération à dire que la population des grandes villes tend à s'accroître indéfiniment; il y a des limites à cet accroissement comme à toutes choses. Il est vrai que jusqu'à l'année 1882 la population de Paris a augmenté dans des proportions énormes, mais ce phénomène est dû à des causes exceptionnelles, particulièrement aux spéculations sur les terrains et sur les immeubles ; il est probable qu'il ne continuera pas; M. Leroy-Beaulieu est même convaincu que depuis un an la population de Paris a déjà commencé à diminuer.
Les ouvriers ayant afflué en masse à Paris dans un

court espace de temps, il n'est pas étonnant qu'ils aient trouvé difficilement à se loger. Les ouvriers logent et ne peuvent loger que dans des garnis. Ce ne saurait donc être pour eux, ni pour les gens tout à fait misérables que l'on construirait utilement des maisons et des logements spéciaux. Il existe à Paris une société, celle de Passy-Auteuil, qui construit de petites maisons, qu'elle loue et vend à raison de 400 francs par an, amortissement compris. Les preneurs sont, ou des ouvriers aisés, ou des employés : catégorie de personnes très intéressante, mais qui profiterait à peu près seule des constructions que l'on préconise.

On nous recommande l'Angleterre ; mais l'Angleterre est en plein socialisme d'État, ainsi que l'a dit M. Léon Say, et les tories ne sont pas les moins ardents à la pousser dans cette voie, qui pourtant ne lui a guère réussi, car la situation, à Londres, continue d'être déplorable. On démolit les maisons malsaines, mais on ne les remplace pas, et on jette les malheureux sur le pavé.

C'est aussi ce qu'on a fait à Paris, lorsqu'on a rasé la fameuse « *Cité des Kroumirs.* » Les habitants expulsés se sont trouvés sans asile.

Il faut, poursuit M. Leroy-Beaulieu, prendre garde de se laisser égarer en de telles questions par le sentimentalisme. L'insalubrité des logements tient le plus souvent à l'incurie et à la malpropreté de ceux qui les habitent. Cela se voit non seulement à Paris, mais dans les campagnes, en Bretagne et ailleurs, où des paysans, qui sont pourtant propriétaires, s'entassent dans des cabanes où un fermier intelligent ne logerait pas ses bestiaux.

Le vrai progrès est, en somme, dans les progrès de l'hygiène, dans sa vulgarisation, et aussi dans une meilleure économie publique et privée, dans la suppression des travaux et des dépenses inutiles, et, par suite, dans l'allégement des impôts, notamment de ceux qui frappent les matériaux de construction et les transports.

Il conviendrait aussi, dans l'intérêt des petits locataires, de réformer certaines prescriptions légales, ou, du moins, certains usages ; par exemple celui qui oblige les locataires à ne payer leur loyer que par trimestre, alors qu'ils pourraient plus aisément le payer par mois ou même par semaine.

M. Frédéric Passy pense, comme M. Leroy-Beaulieu, que les remèdes héroïques contre l'insalubrité des logements peuvent être parfois pires que le mal, et qu'après tout mieux vaut pour le pauvre un logement exigu, sombre, humide même, que pas de logement du tout.

M. Passy ajoute que les causes des grandes misères ne sont souvent pas ce que l'on croit.

En Angleterre, après l'introduction des machines à tisser, on fit une enquête sur les tisserands à la main, qui étaient tombés, disait-on, par suite de cette innovation, dans une affreuse misère ; on reconnut que bon nombre de ces malheureux étaient ou des ouvriers

qui n'avaient pas voulu suivre le mouvement et entrer dans les usines, ou bien des nouveaux venus,
plus misérables d'ailleurs la veille, qui avaient repris les
métiers abandonnés, s'étaient faits tisseurs à la main,
quand même ce métier leur donnât à peine de quoi
vivre, et simplement parce que c'est un métier
facile.

On pourrait citer d'autres exemples analogues, qui
prouvent que la paresse est avec l'imprévoyance et
l'ignorance la cause la plus fréquente de la misère, et
que là où l'on croit voir des maux nouveaux, il n'y a
souvent que des déplacements du mal.

M. Georges Picot répond successivement à M.Léon
Say et à M. Paul Leroy-Beaulieu.

Il déclare que le raisonnement du premier de ses
confrères serait irréfutable, s'il était impossible de
donner aux ouvriers des habitations salubres pour un
prix modéré, c'est à-dire pour un prix inférieur aux
logements insalubres qu'ils habitent. Le problème est
donc réduit à une question de fait assez limitée, celle
de savoir si en construisant économiquement hors
Paris sur des terrains à bon marché, il serait possible
de tirer un intérêt suffisant des capitaux en louant des
maisons salubres moyennant un prix inférieur à
200 fr.

Répondant à M. Leroy-Beaulieu, il maintient que
l'état des choses signalé par le Dr Du Mesnil a des
racines déjà lointaines dans le passé et ne saurait être
attribué à des causes accidentelles.

Assurément il faut faire de l'hygiène générale, mais il est nécessaire de panser la plaie signalée par le D' Du Mesnil; il faut agir, agir vite, ou bien se laisser aller à l'engourdissement au risque d'être tiré de ce sommeil par un brusque et terrible réveil.

M. LEVASSEUR pense, contrairement aussi à l'opinion de M. Leroy-Beaulieu, que l'accroissement de la population des grandes villes comme Londres et Paris se continuera encore pendant longtemps ; qu'on peut donc, sans chercher à prévoir ce qui se passera dans un ou deux siècles, le considérer comme un phénomène permanent et qu'il y a lieu, en conséquence, de faire tout ce qui sera possible, sinon pour supprimer, du moins pour atténuer les maux et les dangers qui en résultent.

M. JULES SIMON croit que le sentiment a un rôle à jouer dans les améliorations sociales, et que la science aurait tort de le dédaigner. Il doit se soumettre à la règle, mais c'est lui qui donne l'élan.

M. Jules Simon considère l'insalubrité des logements comme un mal redoutable, mais non pas invincible ; témoin les progrès accomplis depuis quelques années dans certaines de nos provinces, où l'insalubrité et la malpropreté des habitations étaient naguère encore proverbiales.

Ce n'est pas une question d'argent ; les logements salubres ne coûtent pas plus cher que les taudis malsains ; c'est une affaire d'éducation.

Il faut apprendre aux ouvriers et aux paysans à aimer la propreté, à s'en faire un besoin, à en comprendre les conditions. Il faut peut-être aussi apprendre leur devoir à certains propriétaires d'immeubles dont l'incurie et l'avidité sont un malheur social.

Revenant à la « *Cité des Kroumirs,* » M. Jules Simon insiste sur ce fait que le propriétaire du terrain où s'était formé ce foyer d'infection n'était autre que l'Assistance publique.

II

LA SOCIÉTÉ FRANÇAISE DES HABITATIONS
A BON MARCHÉ

Dans sa séance du 28 juin 1889, le Congrès international des habitations à bon marché votait les résolutions suivantes :

1. Le Congrès recommande, comme l'un des meilleurs moyens d'arriver à l'amélioration du logement, la fondation de sociétés nationales, ayant pour but d'encourager, par des conférences, publications, concours de plans, renseignements, etc., les industriels, les ouvriers par la coopération, ou des sociétés locales, à construire des maisons saines et à bon marché.

2. Il sera formé dans un délai de six mois, après la clôture de l'Exposition, une association internationale dont le siège sera à Paris, qui aura pour but l'étude des questions relatives à l'amélioration, à l'assainissement, à la construction de logements à bon marché.

3. Le Bureau du Congrès s'est chargé d'accord avec les membres du Comité d'organisation et en s'entendant avec les membres du Comité de patronage, d'élaborer le projet des statuts de cette association.

Etant donné que ce bureau avait à sa tête MM. Siegfried, Picot, Dietz-Monin, il était évident qu'il ne faillirait pas à sa tâche, et le 27 février 1890, la Société française des habitations à bon marché, fondée le 17 novembre 1889, tenait sa première séance publique à l'Hôtel-Continental, sous la présidence de M. Jules Simon.

Ce fut ce jour-là un véritable tournoi d'éloquence entre MM. Siegfried, Picot, J. Rochard et Jules Simon; jamais, croyons-nous, des idées aussi généreuses n'ont été exprimées en meilleurs termes ; jamais plus de cœur et de talent n'ont été mis au service d'une œuvre naissante. Se plaçant successivement sur le terrain économique, sur celui de la morale et de l'hygiène, les orateurs ont puissamment mis en relief l'utilité de la société nouvelle, ils en ont assuré le succès.

Nos lecteurs nous sauront gré de placer sous leurs yeux les statuts de cette création d'hier qui compte aujourd'hui plus de trois cents adhérents.

I

STATUTS

ARTICLE PREMIER

L'Association dite Société française des habitations à bon marché, fondée à Paris, le 17 décembre 1889, a pour but d'encourager dans toute la France la construction par les particuliers, les industriels ou les sociétés locales, de maisons salubres et à bon marché, ou l'amélioration des logements existants. Elle cherchera notamment à propager les moyens propres à faciliter aux employés, artisans et ouvriers, l'acquisition de leur habitation.

A cet effet, l'Association se propose de mettre à la disposition des particuliers, ou sociétés, les plans, modèles de statuts et baux reconnus les meilleurs, ainsi que tous documents et renseignements nécessaires.

Elle s'interdit formellement toute opération de prêts, d'emprunts, d'achats de terrains ou de construction de maisons, de même que toutes discussions politiques ou religieuses.

Elle a son siège à Paris, actuellement, rue de la Ville-l'Evêque, n° 15.

Art. 2.

L'Association se compose de membres titulaires, de membres donateurs, de membres correspondants, et de membres d'honneur.

Pour être membre titulaire, il faut : 1° être présenté par deux membres de l'Association et agréé par le Conseil d'Administration ; 2° payer une cotisation annuelle de 20 francs.

La cotisation peut être rachetée en versant une somme de 300 francs. Le Conseil d'Administration peut conférer le titre de donateur aux membres qui ont versé une somme d'au moins 1,000 francs.

Les membres correspondants sont nommés par le Conseil d'administration.

Les membres d'honneur sont nommés par l'Assemblée générale.

Les membres correspondants et les membres d'honneur ne paient aucune cotisation.

ART. 3.

L'Association est administrée par un Conseil d'administration qui se compose de vingt-quatre membres élus pour trois ans par l'Assemblée générale.

Il choisit parmi ses membres un bureau composé d'un président, de deux vice-présidents, d'un secrétaire-général, et d'un trésorier.

Le Bureau est élu pour un an.

Le Conseil se réunit quatre fois par an, et chaque fois qu'il est convoqué par son président ou sur la demande du quart de ses membres.

En cas de vacance, le Conseil pourvoit au remplacement de ses membres, sauf ratification par la plus prochaine assemblée générale.

Le renouvellement du Conseil a lieu tous les ans par tiers.

Les membres sortants sont rééligibles.

La présence du tiers des membres du Conseil d'administration est nécessaire pour la validité des délibérations.

Il est tenu procès-verbal des séances.

Les procès-verbaux sont signés par le président et le secrétaire.

Art. 4.

Les délibérations relatives à l'acceptation des dons et legs sont soumises à l'approbation du Gouvernement.

Art. 5.

Le trésorier représente l'Association en justice et dans tous les actes de la vie civile.

Art. 6.

Les fonctions de membre du Conseil d'administration et de membre du Bureau sont gratuites.

Art. 7.

Les ressources de l'Association se composent :
1º Des cotisations et souscriptions de ses membres ;
2º Des dons et legs dont l'acceptation aura été autorisée par le Gouvernement, et des sommes versées par les bienfaiteurs ;
3º Des subventions qui pourraient lui être accordées,
4º Du produit des ressources créées à titre exceptionnel avec l'autorisation du Gouvernement ;
5º Enfin, du revenu de ses biens et valeurs de toute nature.

Art. 8.

Les fonds de la Société seront placés en rentes 3 o/o

sur l'Etat, ou en obligations de chemin de fer, dont l'intérêt est garanti par l'Etat.

ART. 9.

Le fonds de réserve comprend :

1° Le dixième de l'excédent des ressources annuelles ;

2° Les sommes versées pour le rachat des cotisations;

3° La moitié des libéralités autorisées sans emploi.

Ce fonds est inaliénable ; ses revenus peuvent être appliqués aux dépenses courantes.

ART. 10.

Les moyens d'action de l'Association sont :

1° La communication aux intéressés de tous les renseignements qui peuvent être demandés, notamment les statuts des sociétés déjà existantes, leurs comptes-rendus, le modèle de leurs baux, les plans et devis de leurs constructions, les combinaisons financières employées, etc. ;

2° La publication d'un bulletin destiné à répandre la connaissance des faits relatifs à la question des habitations à bon marché en France et à l'étranger ;

3° L'organisation de conférences ayant pour but la vulgarisation des idées de l'Association : l'amélioration du logement et la création de sociétés locales de constructions ouvrières ;

4° L'organisation de concours avec prix et récompenses ayant pour objet, soit les plans les meilleurs et les plus économiques, soit les combinaisons de nature à faciliter la construction ;

5º L'encouragement de toutes manières, et même par des subventions pécuniaires, dans la limite des disponibilités annuelles du budget et sans pouvoir jamais engager plus d'un exercice, de la construction ou de l'assainissement des habitations à bon marché, ainsi que la création de sociétés ayant cet objet.

ART. 11.

L'Association peut se diviser en différentes commissions annuelles.

ART. 12.

Aucune publication ne peut être faite au nom de l'Association sans l'examen préalable et l'approbation du bureau.

ART. 13.

L'Assemblée générale des membres de l'Association se réunit au moins une fois par an.

Son ordre du jour est réglé par le Conseil d'administration.

Son bureau est celui du Conseil.

Elle entend les rapports sur la gestion du Conseil d'administration, sur la situation financière et morale de l'Association.

Elle approuve les comptes de l'exercice clos, vote le

budget de l'exercice suivant et pourvoit au renouvellement du Conseil d'administration.

Le rapport annuel et les comptes seront adressés,
chaque année, à tous les membres, au préfet de la Seine
et au ministre du commerce.

Art. 14.

La qualité de membre de l'Association se perd :

1º Par la démission ;

2º Par le non-payement de la cotisation pendant
deux ans ;

3º Par la radiation prononcée pour motifs graves par
l'Assemblée générale, à la majorité des deux tiers des
membres présents, sur le rapport du Conseil d'administration et le membre intéressé dûment appelé à fournir ses explications.

Art. 15.

Les statuts ne peuvent être modifiés que sur la pro-
position du Conseil d'administration ou de vingt-
cinq membres soumise au bureau un mois avant la
séance.

L'Assemblée doit se composer du quart, au moins,
des membres en exercice.

Le vote par correspondance est admis.

La délibération de l'Assemblée est soumise à l'approbation du Gouvernement.

Art. 16.

L'Assemblée générale, appelée à se prononcer sur la

dissolution de l'Association et convoquée spécialement à cet effet, doit comprendre au moins la moitié plus un des membres en exercice. Ses résolutions sont prises à la majorité des deux tiers des membres présents et soumises à l'approbation du Gouvernement.

ART. 17.

En cas de dissolution, l'actif de l'Association est attribué, par délibération de l'Assemblée générale, à un ou plusieurs établissements analogues et reconnus d'utilité publique.

Cette délibération est soumise à l'approbation du Gouvernement.

ART. 18.

Il sera procédé de même en cas du retrait de l'autorisation donnée par le Gouvernement.

Dans le cas où l'Assemblée générale se refuserait à délibérer sur cette attribution, il sera statué par un décret rendu, en la forme des règlements d'administration publique.

ART. 19.

Un règlement intérieur adopté par l'Assemblée générale et approuvé par le Ministre du commerce arrête les conditions de détail propres à assurer l'exécution des présents statuts. Il peut toujours être modifié dans la même forme.

II

DÉCRET DU 29 MARS 1890, DÉCLARANT D'UTILITÉ PU-
BLIQUE LA SOCIÉTÉ FRANÇAISE DES HABITATIONS A BON
MARCHÉ.

Le Président de la République française,

Sur le rapport du Ministre du Commerce, de l'Industrie et des Colonies,

Vu la lettre du Président de la « Société française
des habitations à bon marché », en date du 8 mars
1890 ;

Vu les statuts de la Société ;

Vu sa situation financière ;

La section des travaux publics, de l'agriculture, du
commerce et de l'industrie entendue,

Décrète :

ARTICLE PREMIER

L'Association établie à Paris sous la dénomination
de « Société française des habitations à bon marché » est reconnue comme établissement d'utilité publique.

Sont approuvés les statuts de ladite Société, tels

qu'ils sont contenus dans l'exemplaire annexé au présent décret.

ART. 2.

La « Société française des habitations à bon marché » sera tenue de transmettre, chaque année, au Ministère du Commerce, de l'Industrie et des Colonies, un état présentant sa situation financière au 31 décembre précédent.

ART. 3.

Le Ministre du Commerce, de l'Industrie et des Colonies est chargé de l'exécution du présent décret qui sera inséré au Bulletin des Lois et publié au Journal officiel de la République française.

Fait à Paris, le 29 mars 1890.

CARNOT.

Par le Président de la République :

Le ministre du Commerce, de l'Industrie et des Colonies,

JULES ROCHE.

TABLE DES MATIÈRES

APPENDICE

DIJON. — IMPRIMERIE DARANTIERE, RUE CHABOT-CHARNY, 65

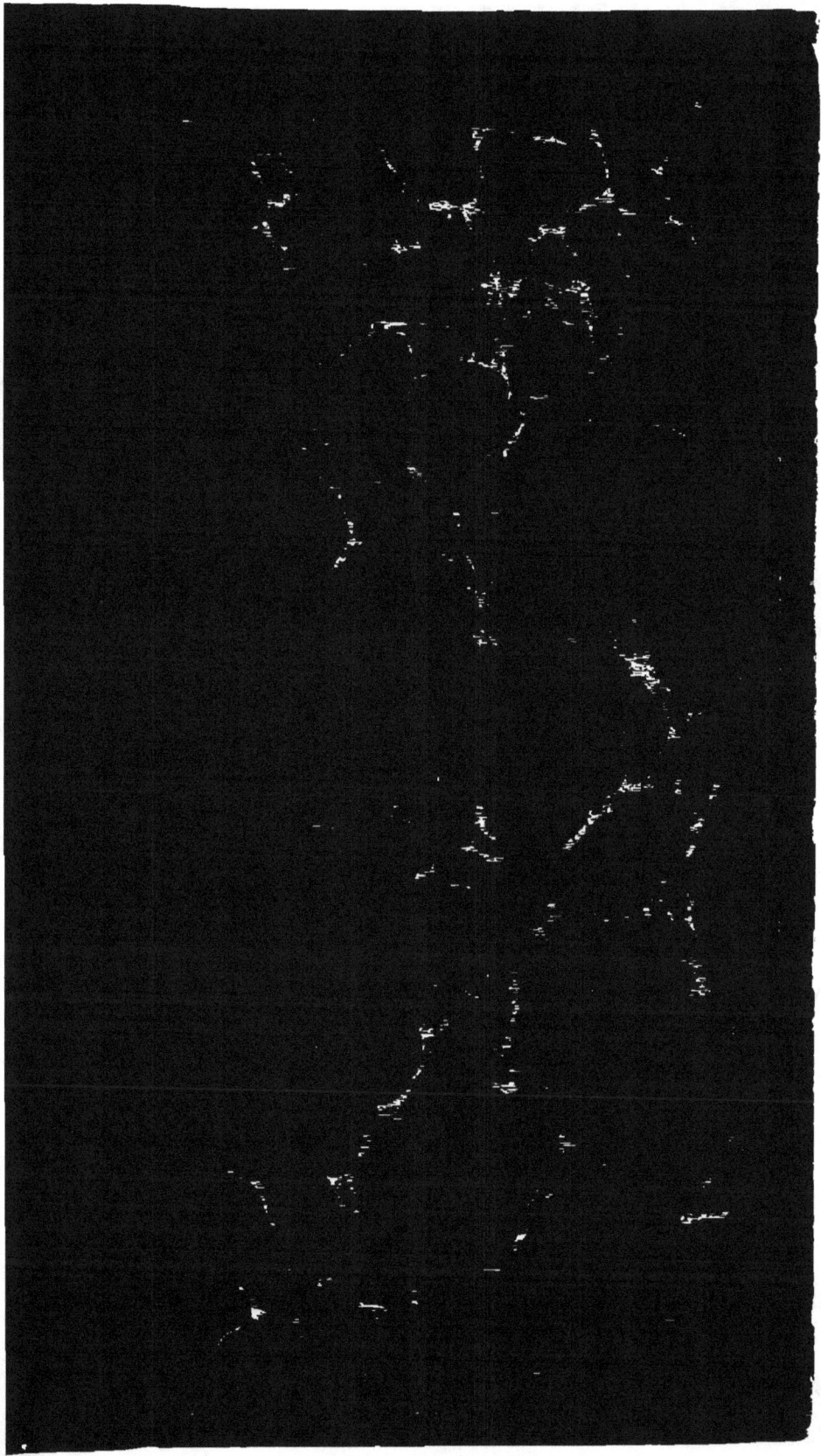

www.ingramcontent.com/pod-product-compliance
Lightning Source LLC
Chambersburg PA
CBHW070503200326
41519CB00013B/2702